Bewusstsein
und Heilung

Die Autorin:

Helena Müller wurde 1966 in Ludwigsburg geboren, studierte Bild-
hauerei an der staatlichen Akademie der bildenden Künste in Stuttgart
und arbeitet seither als freischaffende Künstlerin.

Titelbild: CT-Schnitt des Tumors

Helena Müller

Bewusstsein und Heilung

Krankheit,
eine Manifestation

Herstellung und Verlag: Books on Demand GmbH, Norderstedt

ISBN-13: 978-3-837-00397-0

2. überarbeitete Auflage

Inhaltsverzeichnis:

Anhang

JEDER MENSCH
WÄCHST UNENDLICH WEITER,
WIE WUNDERBAR

(ANTHAKARANA)

Vorwort

Dieses Buch ist so, wie es hier vorliegt, im Prozess meiner Heilung entstanden. Es enthält persönliche Berichte und allgemeine Überlegungen, die als Statements, als Thesen in den Raum gestellt werden.

Nicht immer decken sich die Überlegungen des Anfangs, mit den Erkenntnissen gegen Ende des Textes. Inhalte werden neu überdacht, gegebenenfalls korrigiert, konkretisiert oder in anderen Schwerpunkten dargestellt, im Einklang mit meinem persönlichen Entwicklungsprozess. Da ich das Buch nicht permanent umarbeiten kann (es würde niemals zu einem Ende kommen), belasse ich es in seiner Prozesshaftigkeit, ohne den Anspruch, dass dies nun die endgültige Wahrheit sein müsse, oder das, was ich zur Zeit dafür halte ...

Dies ist ein Versuch, eine Annäherung, ein Anstoß und auch, wenn ich in jedem Punkt eine klare Position beziehe, werde ich möglicher Weise morgen bereits anders darüber denken, wenn ich andere Erfahrungen gemacht habe.

Teil 1

18.12.2005

Heute, als ich beginne diesen Text zu schreiben, bin ich 39 Jahre alt und habe einen Brusttumor von ca. 10 cm Durchmesser. Vor etwas mehr als einem Jahr hatte ich den Tumor erstmals bemerkt. Abgesehen von diesem, nach wie vor lokalen Krankheitsprozess erfreue ich mich bester Gesundheit, ich sehe aus wie das blühende Leben und so fühle ich mich auch.

Vor etwas mehr als einem Jahr war dies nicht so, ich hatte die letzten acht Jahre ein Haus renoviert, zwei Kinder zur Welt gebracht, genährt und betreut, einen umfangreichen Gemüsegarten angelegt und gepflegt, und während all dem ohne Unterbrechung in meinem Beruf als Bildhauerin gearbeitet. Ich übernahm umfangreiche gestalterische Aufgaben für einen Verein und häufig schrieb ich bis in die Nacht hinein.
Ich hatte das Gefühl, als hätte ich jeden Tag mehr Energie verbraucht als ich hatte und geriet in meinem inneren Zwang, dies alles erfüllen zu müssen, in eine zunehmende Erschöpfung.
Zu der Zeit, als der Tumor begann zu wachsen, war ich in sehr schlechter Verfassung: überlastet und gestresst, ständig abgehetzt, übermüdet, un-zu-frieden, deprimiert und entkräftet.

Es ist nicht erstaunlich, dass eine chronische Erkrankung zu einem solchen Zeitpunkt körperlich in Erscheinung tritt und jeder Schul-mediziner hätte mir zu diesem Zeitpunkt dringend zu einer sofortigen Operation geraten.
Wahrscheinlich hätte er angenommen, dass sich der Krankheitsprozess sonst wenige Monate später im ganzen Körper ausgebreitet haben würde und ich in absehbarer Zeit im Sterben läge.

Aus Gründen, auf die ich später zu sprechen komme, bin ich nicht sofort zu einem Arzt gegangen.

Eine Therapeutin für Energiearbeit holte mich aus meiner Erschöpfung und nach einem halben Jahr suchte ich meinen Arzt für klassische Homöopathie auf, zu einem Zeitpunkt, an dem klar war: Wenn sich der Tumor hätte in meinem Körper ausbreiten wollen, so hätte er dies bereits getan.

Ich bin der festen Überzeugung, dass er dies nicht vor hat.

In der folgenden Zeit begann ich mich mit dem Thema „Krebs" auseinanderzusetzen, mit dem Thema „Heilung" und mit meinen inneren Strukturen.
Ich begann einen inneren Wachstumsprozess, und auch wenn der Tumor nach wie vor wächst, fühle ich mich heute viel entspannter und mehr in Einklang mit mir selbst, als noch vor einem Jahr und mehr als je zuvor in meinem Leben.

Je mehr ich mich öffnen konnte, desto mehr Menschen haben meinen Weg gekreuzt, die mir hilfreich zur Seite stehen können: Ein Arzt für klassische Homöopathie, eine Therapeutin die mit heilenden Energien arbeitet, ein von Anthakarana ausgebildeter Rückführungstherapeut, Anthakarana selbst[1], einige liebe Freundinnen und natürlich mein Mann, der mir über diese ganze Zeit sein Vertrauen schenkt.

Dies ist unschätzbar wertvoll.

---

[1] was im Internet unter „Anthakarana" zu finden ist, hat nichts mit der Anthakarana zu tun, von der ich hier spreche. Ausgenommen einen Hinweis auf ihr Buch: Gefühle, die Sprache der Seele und der emotionale Fluss der Erde [1]

Worte I

Nicht immer ist uns bewusst, dass Worte sehr viel mehr transportieren können, als das, was sie ursprünglich bedeuten. Viele Worte sind nicht sachlich. Sie sind beladen mit Vorstellungen und Ängsten, sie werden verknüpft mit Inhalten und Erfahrungen und haben sich über Jahrhunderte mit Bedeutungen aufgeladen, deren Energie sie jetzt tragen.

Gerade in der Diagnose von schweren oder als lebensbedrohlich eingestuften Erkrankungen können Worte weitreichende Folgen haben.
Worte wie „Krebs" oder „Brustkrebs" wurden in den letzten Jahrzehnten mit einem enormen Schrecken angefüllt. Sie enthalten die Vorstellung einer Erkrankung, die nicht zu stoppen sei und sind geladen mit Todesangst: Die Angst der Erkrankten, ihrer Angehörigen und vieler Ärzte, denen es trotz ihrer Bemühungen häufig nicht gelingt, die Menschen zu heilen.

Viele Menschen haben, wenn sie das Wort „Krebs" hören, sofort das Bild eines Schwerkranken vor Augen, eines Menschen, für den wenig Aussicht auf Heilung besteht. Wir verbinden damit im Allgemeinen einen Krankheitsprozess, der stetig fortschreitet, nicht aufzuhalten ist, sich im ganzen Körper ausbreitet und wiederkehrt, bis er zum Tode führt.
Wie viele Filme und Bücher gibt es, die vom langsamen Sterben durch Krebs erzählen und offensichtlich sind es diese Geschichten, die viele Menschen bewegen: Die Schicksale, das Leid, der Umgang damit und die Auseinandersetzung mit dem Tod.
Eine Bekannte gab mir ein solches Buch, als sie hörte, dass ich krank sei – ich habe es nicht gelesen.

Ich habe im Moment nicht vor, zu sterben.

Die Erfahrung, dass „Krebs" zum Tode führt, scheint so tief zu wurzeln, dass die meisten Menschen diese Diagnose nicht von der Vorstellung der Unheilbarkeit trennen können, so viele Gegenbeispiele es auch gibt.

Da ich von „Tumor" spreche, werde ich oft gefragt, ob dieser denn „gutartig" oder „bösartig" sei, ohne, dass die Fragenden sich dabei bewusst sind, was für eine Vorstellungswelt diese Worte transportieren. Würde ich das Wort „Krebs" verwenden, würde mich niemand danach fragen, denn „Krebs" ist per Definition „bösartig".

Wenn ich glaube, dass eine Krankheit „bösartig" ist, fühle ich mich davon befallen, angegriffen, ausgeliefert an einen aggressiven Feind und ich sehe dann in diesem Moment nicht, dass die Veränderung in meinem Körper Teil meines Selbst ist, Folge meiner Erfahrungen, Ausdruck meines Lebens.

Die Definition von Krankheit als feindseligem Vorgang, der von außen auf mich einwirkt, verschließt mich dafür, meine Aufmerksamkeit nach innen zu richten, in mich selbst.

Wenn ich bedenke, dass jede Diagnose ein Programm in sich trägt, d.h. dass jeder von uns mit der Diagnose einen bestimmten Krankheitsverlauf verbindet, ja erwartet, sollten wir behutsamer mit unseren Worten umgehen.

Erfahre ich eine Diagnose im Schock (und wenn mir eine Erkrankung diagnostiziert wird, von der ich glaube, sie sei tödlich, bringt mich dies in Schock!), ist es leicht möglich, dass ich dieses Programm als innere Wahrheit integriere und somit u.U. erfülle (auf diesen Vorgang werde ich später eingehen).

Es ist nicht egal, welche Worte wir verwenden: „Krebs" ist ein Wort, das sich aufgrund der Besetzung, nicht mehr für eine sachliche Diagnosestellung eignet – und Worte, wie „Endstadium" sollten wir ohnehin aus unserem Wortschatz streichen, denn sie besagen ein Todesurteil.

Ich verwende bis heute das Wort „Tumor", wenn ich über meine Erkrankung spreche, die Worte „Krebs" und „Brustkrebs" benutze ich höchstens im allgemeinen Kontext, um eine Verständigungsebene zu finden, nicht in Bezug auf mich selbst.
Alles in mir sagt: „Nein, das habe ich nicht".

Ich verwende das Wort „Tumor", weil es weniger besetzt ist, es beinhaltet, in seiner Energie, die Möglichkeit der Heilung. Es bezeich-net einen momentanen, lokalen Vorgang, mehr nicht.

Vielleicht sollte ich sogar noch einen Schritt weiter gehen, und statt von „Tumor" von einer „Manifestation" sprechen, um das Augenmerk mehr darauf zu lenken, dass alles, was unser Körper physisch werden lässt, ein Ausdruck unseres Inneren ist: Dass wir selbst es hervorbringen.
Oder ich bleibe neutral und spreche von einem „Symptom", auch dies bezieht den inneren Prozess mit ein, denn ein Symptom ist per Wortdefinition ein Ausdruck von etwas.
Dies bedeutet nicht, dass ich die Geschehnisse verharmlose, denn auch ein Symptom kann tödlich sein, wir alle manifestieren irgendwann etwas, das unser Leben beendet.
Spreche ich von einer Manifestation, verlasse ich deutlich die Passivität, die Opferhaltung, die wir üblicher Weise mit Erkrankungen verbinden.

Viele Worte verwenden wir aus Gewohnheit, ohne uns darüber Gedanken zu machen, woher sie stammen und was sie transportieren, dies betrifft auch Worte, die wir im Allgemeinen positiv verwenden:

Was z.B. bedeutet uns „Hoffnung": Vertrauen oder Ausdruck von Zweifel und Hilflosigkeit?

Verknüpfen wir „Mut" mit Stärke oder mit Waghalsigkeit?

Was verbinden wir mit „Tapferkeit"?...

Ich führe diese Worte mit an, weil sie mir mehr als einmal im Zusammenhang mit meiner Erkrankung und meinem Umgang damit begegnet sind und jedes Mal ein eigenartiges Gefühl in mir erzeugten: Es ist nichts mutig daran, seinen Weg zu gehen, wie weit er auch immer von der „Norm" abweicht, es geschieht einfach nur aus den inneren Möglichkeiten und Notwendigkeiten heraus.

Ebenso der Ausdruck „hoffen". Einmal hat er mich geradezu wütend gemacht: Hoffe ich, dass ein Erkrankter wieder gesund wird, weil ich glaube, dass man letztlich keinen Einfluss darauf nehmen kann? „Jetzt haben wir alles getan, was wir tun konnten, jetzt können wir nur noch hoffen ..." In mir hinterlässt das Wort „hoffen" eine zweifelhafte Botschaft und ich möchte nicht, dass Menschen mir so begegnen.

Aus der Erfahrung heraus, dass Menschen mit Tumorerkrankungen häufig der Tod prognostiziert wird, beginnen manche Menschen, Worte umzudefinieren, und verwenden z.B. „Lebensangst", um das Wort „Todesangst" nicht zu benutzen – doch was soll das sein, „Lebens-angst", wenn jemand sich vom Tode bedroht fühlt?
Wenn ich die reale Todesangst dann nicht als solche benenne, verwässere ich den Inhalt und führe weg vom eigentlichen Gefühl – das ist nicht hilfreich.

Die Illusion des richtigen Weges

Wodurch entsteht „Krankheit"? Oder besser: Aus welchem Grund manifestiert sich im Körper gerade etwas, das sich nicht gut anfühlt, schmerzt oder unser Leben bedroht? Und was ist „Heilung"? Wie geschieht es, dass ein Symptom wieder verschwindet? Was ist förderlich für „Heilung" und was ist ihr schädlich?

Wahrscheinlich gibt es ungefähr so viele Wege zur Heilung, wie es Individuen gibt – und wir müssen uns eingestehen, dass wir tatsächlich häufig nicht wissen, wie „Heilung" geschieht, wodurch sie geschieht und wie wir sie bewirken können. Ebenso wenig, wie wir sagen können, aus welchem Grund manche Menschen erkranken und andere unter ähnlichen Bedingungen nicht.
Die Komplexität der Lebensprozesse ist zu vielschichtig, als dass wir sie zur Zeit verstehen könnten.

An jeder „Weggabelung" treffen wir eine Entscheidung und es ist eine Illusion, zu glauben, dass es Wege gibt, die „sicher" sind, deren Fortgang und Ende wir kennen: Es ist eine Illusion, mit der jeder von uns täglich umgeht.

Wenn ich glaube zu wissen, was morgen sein wird, dann glaube ich auch zu wissen, wie ich sicher stellen kann, dass ich überlebe. Die Aufrechterhaltung dieser Illusion ist dann überlebensnotwendig. Sie gibt mir eine Größe, die ich faktisch nicht habe, und: Wenn ich glaube zu wissen, was morgen sein wird, dann glaube ich mächtig zu sein[1].

Jeder Arzt, der glaubt, nur seine Heilmethode sei heilsam, ist dieser Illusion verfallen.

Wahrscheinlich ist es eine unserer allerliebsten Illusionen: Die scheinbare Sicherheit, das „Richtige" zu tun und zu wissen, was sein wird – und die mit Schuldgefühlen verknüpfte Angst, eine „falsche" Entscheidung zu treffen.

„Falsch" und „richtig" ist Illusion: Wir können den einen Weg gehen, oder einen anderen und wir können Erfahrungen machen. Keiner der Wege ist vergleichbar – und niemand von uns ist derzeit in der Lage, zu beurteilen, welche Erfahrung für uns langfristig hilfreich sein wird und wie es gewesen wäre wenn ...

Auch ich weiß heute nicht, ob der Weg, den ich gerade gehe, mir ermöglichen wird, mich von meinem Tumor zu lösen. Ich gehe diesen Weg aus meiner derzeitigen inneren Notwendigkeit heraus: Weil ich keinen anderen gehen kann. Eine innere Notwendigkeit steht jenseits jeder Bewertung, sie kann niemals „richtig" oder „falsch" sein, sie ist einfach nur so wie sie ist, weil sie zu dieser Zeit bei diesem Menschen nicht anders sein kann.

In dem Versuch, die „richtige" Entscheidung für den „richtigen" Weg zu treffen, werden von Ärzten häufig Zukunftsprognosen für Krankheitsverläufe erstellt. Was dabei außer acht gelassen wird, ist schlicht, dass es sich dabei um Menschen handelt und nicht um „Fälle", und dass Erfahrungen, die mit der einen Person gemacht wurden grundsätzlich nicht auf die Möglichkeiten einer anderen übertragbar sind, genauso wenig, wie ein statistischer Wert.

Das Potential jedes Einzelnen, einen Prozess zu durchlaufen, der zur Abwesenheit von Symptomen (Heilung) führt, wird dabei nicht mit einbezogen und auch nicht unterstützt, ganz im Gegenteil: Wenn ich glaube, den Verlauf zu kennen, verschließe ich mich für alle anderen Möglichkeiten.

Zukunftsprognosen sind also nicht hilfreich, denn die Sicherheit, die wir uns davon erhoffen, ist eine Illusion und mit dem Glauben, den wir daran hängen, beschränken wir uns in unseren Möglichkeiten.

---

[1] Übrigens unterliegen auch viele Schuldgefühle diesem Größenwahn (wenn ich schuld daran bin, dass es regnet, habe ich Macht über das Wetter)

Weltbilder

Wenn ich nicht erkennen kann, was dazu führt, dass ich etwas manifestiere, das wir allgemein als „Krankheit" bezeichnen, dann kann ich auch nicht erkennen, was ich tun kann, um das zu erlangen, was wir „Heilung" nennen, weil es einen unangenehmen oder sogar bedrohlichen körperlichen oder psychischen Prozess umkehrt.

Wir wissen nicht, wie Heilung geschieht. Dafür kennen wir vieles, das Heilung begünstigt und ebenso vieles, was einer Heilung hinderlich ist – und es gibt viele verschiedene Meinungen darüber, was in welche dieser beiden Gruppen gehört ...

Wenn ein Schulmediziner[1] eine Chemotherapie für eine heilsame Maßnahme hält, weil ein gewisser Prozentsatz der Tumore sich dadurch verkleinert, hält ein Therapeut der mit der Energie des Menschen arbeitet sie möglicher Weise für schädlich, weil sie die Energie schwächt. Der eine hält Entgiftung und spezielle Ernährung für unverzichtbar, der andere verspricht sich nichts davon. Einer empfiehlt zur Heilung des Körpers eine Psychotherapie, andere halten ihn für einen Scharlatan. Schwer zu sortieren.[2]

Anstatt Patienten dabei zu unterstützen, sich aus allen Heilmöglichkeiten ein auf sie persönlich abgestimmtes hilfreiches Konzept zusammenzustellen, wird (im Zusammenhang mit Tumorerkrankungen) von Schulmedizinern häufig behauptet, das, was „alternative" Heilmethoden anböten, sei ein Verbrechen, weil es nicht heile und jeder wisse, dass man diese Erkrankungen so nicht heilen könne, weil nämlich nur die eigene Heilmethode heilsam sei, ...

Wenn ich mit jemandem spreche, der mir sagt, dass seine Heilmethode meine einzige Chance zu überleben sei, dann kann ich davon ausgehen, dass er dies glaubt – und ich kann mir ebenso sicher sein, dass dies aufgrund seines spezifischen Weltbildes so ist.

Viele Schulmediziner sind einseitig ausgebildet und kennen überhaupt keine andere Therapie als die konventionelle – auf welcher Grundlage urteilen sie also?

Im Moment haben wir in der schulmedizinischen Onkologie einen Behandlungsstandart, der in meinem Fall bedeuten würde, dass, nach einer Verkleinerung des Tumors mit Chemotherapie meine komplette Brust, alle meine umliegenden Lymphknoten und Teile meines Brustmuskels entfernt werden würden. Als Nachbehandlung wurde mir eine erneute Chemotherapie und eventuell eine zusätzliche Strahlentherapie in Aussicht gestellt.

In der Folge dieser Behandlung wäre ich in meiner Bewegungsfähigkeit eingeschränkt (aufgrund der fehlenden Muskulatur), hätte einen ödematösen Arm (aufgrund der fehlenden Lymphknoten), mein Immunsystem wäre zerstört (infolge der Chemotherapie) etc.

Auf diese Folgen wurde ich übrigens nicht hingewiesen.

Dies alles werden Patienten nur akzeptieren, wenn sie glauben, dass sie sonst sterben müssen. Und die meisten Schulmediziner sagen ihren Patienten dies, wenn sie unter einem invasiven Tumor leiden.

Diese Behandlungsform, ist Teil des schulmedizinischen Weltbildes, sie wird in der Ausbildung zum Mediziner als einzig Erfolg versprechende gelehrt, sie wird praktiziert und wieder so erfahren.

Da wir nur die Erfahrungen machen, für die wir geöffnet sind[3], wird eine Berufsgruppe, die glaubt, dass Tumorerkrankungen nur so und nicht anders verlaufen, auch genau diese Erfahrung machen.

Mit der immer gleichen Versuchsanordnung (Behandlungsweise) erziele ich das immer gleiche Ergebnis – bis ich glaube, dies sei die Wahrheit. Ist dies meine feste Überzeugung, dann gibt es keine Offenheit in mir, für andere mögliche Ergebnisse und sollten sie mir dennoch begegnen, werde ich sie nicht als solche wahrnehmen können.

Eine ganze Berufsgruppe lernt von Beginn ihres Studiums an diese „Wahrheit". Handelt sie danach und macht sie dieselbige Erfahrung, dann gibt sie diese weiter an ihre Patienten, welche wiederum ihre Angehörigen daran teil haben lassen: So wird ein Weltbild kollektiv.
Je länger ich in einem solchen Weltbild lebe und handle, desto schwieriger wird es für mich sein, es zu verlassen, ohne mich „falsch" zu fühlen und so werde ich in der Folge mit hoher Wahrscheinlichkeit alle Beweise, die gegen die Gültigkeit dieses Weltbildes sprechen, ignorieren, verleumden oder als unerklärlichen Einzelfall abtun.

Bei meiner Recherche nach Erfahrungen mit Heilmethoden bei Brustkrebs vor einigen Monaten begegnete mir der Internetauftritt einer jungen Frau, die ihre Krankheitsgeschichte kurz erzählte und sich mit amputierter Brust abbildete, mit dem Aufruf, dass sie allen Frauen dringend rate, diese Operation im Krankheitsfall machen zu lassen, denn sie habe ihr Leben gerettet.

Für mich stand im Vordergrund dieses Aufrufs das Gefühl ihres Entsetzens, des Entsetzens über die fehlende Brust und der Vorstel-lung einer lebensbedrohlichen Erkrankung entkommen zu sein – und vielleicht der Zweifel daran.
Jede weitere Frau, die sich auch für diese Operation entscheiden würde, würde sie in ihrer Entscheidung bestätigen, nähme ihr etwas von ihrem Entsetzen und ihrem Zweifel.

Das ist sehr gut zu verstehen und kaum jemand, der sich für diesen Weg entschieden hat, möchte damit konfrontiert werden, dass es möglicher Weise erfolgreiche Heilungswege gibt, die weniger körper-liche Folgen hinterlassen. Die meisten Menschen werden dies in der Folge leugnen, dies gilt für Patienten ebenso wie für die behandelnden Ärzte. So vertieft sich ein Weltbild.[4]

Auf traurige Weise grotesk werden die Folgen eines solchen Weltbildes an dem Fall einer jungen Frau, die sich, nachdem ihr ein „erhöhtes genetisches Risiko" an Brustkrebs zu erkranken diagnostiziert wurde, aus Angst vor einer Erkrankung beide gesunden Brüste amputieren ließ.
Dieses Weltbild besagt: Wir sind im Besitz der unfehlbaren genetischen Prophezeiung.

Wir alle leben in Weltbildern und ich nehme mich zu keiner Zeit davon aus – das hat mit unseren Glaubensmustern zu tun und damit, dass wir denken früher „falsch" gehandelt zu haben, wenn wir heute anders handeln würden. Erst, wenn ich mich dafür öffnen kann, dass ich *jeder-zeit* mein Weltbild erweitern oder sogar verlassen kann, ohne zu denken „dann war ja alles falsch, was ich bisher geglaubt und getan habe!", erst, wenn ich einbeziehen kann, dass so mein notwendiger Weg war und ich mit neuen Erfahrungen zu neuen Erkenntnissen gelange, ohne Bewertung, erst dann kann ich mich an diesem Punkt weiter entwickeln.

In der Entwicklung zu bleiben, bedeutet, sich mehr und mehr zu öffnen, für alles, was ist. Sich zu öffnen für den Fluss des Lebens, der beinhaltet, dass ich möglicher Weise früher etwas aus Überzeugung getan habe, das ich heute aus Überzeugung ablehne.

Bleibe ich deswegen in Gefühlen von Schuld, bin ich nicht frei, mich zu verändern, zu wachsen.

Ein feststehendes Weltbild aufrechtzuerhalten ist Stagnation.
Es hält die Vergangenheit in der Gegenwart aufrecht und das macht es unmöglich, die Gegenwart als solche zu erfahren.

---

[1] Wenn ich hier die Bezeichnung „Schulmediziner" verwende, dann meine ich damit eine bestimmte Geisteshaltung, ich meine diejenigen Ärzte, die sich streng der „Lehrmeinung" verpflichtet fühlen, in dem Bewusstsein, dass es auch andere Ärzte gibt – und ich war in meinem Leben bisher sehr häufig mit Ärzten konfrontiert, die in der Weise denken, reden und handeln, die ich hier beschreibe.

[2] eine umfassende Darstellung verschiedener Therapieformen und Erklärungsmodelle bietet das Buch „Chemotherapie heilt Krebs und die Erde ist eine Scheibe" von Lothar Hirneise [2]

[3] Anthakarana: „Wahrhafte Erkenntnis folgt immer und ausschließlich nach der inneren Öffnung, niemals davor"

[4] und tatsächlich war es für diese Frau in dieser Situation zu dieser Zeit mit ihrer inneren Struktur nur so möglich – sonst wäre es nicht so gewesen.

„Der Körper allein kann gar nichts" [1]

Es gibt noch eine andere Art von Weltbild, der wir kollektiv unterliegen, sie betrifft unsere Vorstellung von unserem Körper, unserer Psyche, unserer Seele und deren Zusammenspiel.

Viele Menschen können derzeit nicht wahrnehmen, dass wir neben dem materiellen, physischen Körper auch noch einen energetischen, feinstofflichen Körper (Aura) besitzen und sie sind sich nicht darüber bewusst, dass wir im Ursprung geistige Wesen sind und unser Körper ein „Mittel zum Zweck". Wir bewohnen diesen Körper, wir prägen diesen Körper, wir wirken uns aus auf diesen Körper – und der Körper allein kann gar nichts.

Wenn ich dies von Herzen wahrnehmen kann, dann erkenne ich, was für ein Potential dies beinhaltet:
Wenn nämlich der Körper allein gar nichts kann, dann kann er auch keinen Tumor hervorbringen. Wenn er dennoch in der Lage ist, einen Tumor hervorzubringen, dann kann die Ursache nicht körperlich sein. Und wenn die Ursache nicht körperlich ist, was ist sie dann? [2]

Ein Gynäkologe, den ich aufgesucht hatte, sagte mir, die Zellen meines Tumors wären genetisch nicht mehr als meine Zellen identifizierbar (was ja durchaus sein kann) und deshalb könne ich keinen Einfluss mehr auf diese Zellen nehmen (was eine unbewiesene Behauptung ist).
Wenn ich das glaube, dann glaube ich, dass ich von einem Monster besessen bin (und so kann man dann auch in der Bildzeitung vom „unheimlichen Krebsfluch" der Frau sowieso lesen ...), ich habe dann nur die Möglichkeit, dieses Monster so schnell wie möglich entfernen zu lassen, um jeden Preis.

Wenn ich aber weiß, dass der Körper allein gar nichts kann, dann kann er auch kein Monster hervorbringen, denn dann sind alle Teile meines Körpers Ausdruck seines geistigen Elements und können dieser Eigenschaft nicht entkommen, solange ich lebe.

Wenn ich nun das geistige Element, das meinen Körper bewohnt mein „Selbst" nenne, dann bin ich es wohl selbst, die diesen Tumor hervorbringt, auch wenn dies völlig unbewusst geschieht.

Wenn ich glaube, dass ich von einem Monster besessen sei, dann fühle ich mich als machtloses Opfer – wenn ich dagegen erkenne, dass ich selbst die Ursache für meinen Tumor bin, ein Teil von mir diesen Tumor bildet, dann erkenne ich auch, dass ich die Möglichkeit in mir trage, ihn wieder zurückzubilden, bzw. eine Lösung zu finden, die dazu führt, dass das Bilden von Tumoren aufhören kann.

Vielleicht klingt es verrückt, aber einen Tumor zu bilden, ist auch Ausdruck unserer Manifestationskraft – was für ein Potential![3]

Wenn es also eine unbewusste innere Struktur gibt, die dazu führt, dass mein „Selbst" einen Tumor in meinem Körper manifestiert, dann ist die Frage meines größten Interesses: Welche innere Struktur ist dies? Denn wenn ich diese innere Struktur finden und auflösen könnte, dann müsste dies zur Folge haben, dass sich auch die körperliche Manifestation dieser Struktur auflösen wird.

Es gibt Menschen die erfolgreich mit dieser Möglichkeit arbeiten und es gibt ungezählte Fallbeispiele von Spontanheilungen bei Tumoren aller Arten und aller Schweregrade, für die dies eine mögliche Erklärung ist.

Aufgrund des kollektiven Weltbildes können diese Heilungen derzeit im Massenbewusstsein nur als unerklärliche Einzelfälle wahrgenommen werden, und, um das bestehende Weltbild aufrechtzuerhalten (in Ermangelung eines Neuen) wird im allgemeinen vermieden, sich mit der Geschichte und den möglichen Hintergründen dieser Heilungen zu befassen.

Wenn jemand eine Heilung in den Bereich der „Wunder"[4] verschiebt, dann schließt er von vorn herein die Möglichkeit aus, darauf einzuwirken. Er schließt aus, dass die Person selbst daran beteiligt war, und sei es auch „nur" durch ihre Fähigkeit, sich zu öffnen und zu empfangen.

Das bestehende kollektive Weltbild ist konsequent: Denn wenn ich von einem Monster befallen bin, und es nicht entfernen lassen will, dann kann ich wahrlich nur noch auf ein Wunder hoffen ...

---

[1] Anthakarana

[2] Den Sonderfall einer schwerwiegenden radioaktiven Verstrahlung o.ä., klammere ich hier aus, auch wenn der Umstand, dass jemand zu einer Zeit an einem Ort ist, an dem er verstrahlt wird, auch eine Manifestation ist.

[3] Anthakarana: „Kompensationsmechanismen sind Ausdruck Göttlicher Kreativität, also des Göttlichen „Kerns" jeden Menschen."

[4] Profan gesehen ist ein Wunder etwas, worüber wir uns wundern, weil wir es nicht verstehen.

Überzeugung und Manipulation

Wenn ich an einem Tumor erkrankt bin und mit einem Schulmediziner spreche, dann kann es hilfreich sein, wenn ich mir über das zugrunde liegende Weltbild bewusst bin, denn er kann ehrlich besorgt um mich sein, er kann mir aufrichtig helfen wollen und wird mir u.U. dennoch mehr Angst einflössen, als ich ohnehin schon hatte, und mit großer Wahrscheinlichkeit wird er versuchen, mich mit all den ihm zur Verfügung stehenden Mitteln von dem zu überzeugen, was er selbst für die „einzige rettende Maßnahme" hält.

Dabei meint er es gut mit mir, er möchte mir helfen, gesund zu werden.

Würde er nicht in dem oben beschriebenen Weltbild leben, dann würde er mir raten, mich umfassend und vorurteilslos zu informieren (oder wäre selbst in der Lage, dies zu tun) und alle Möglichkeiten zu nutzen, die mir für meine Heilung sinnvoll und angemessen erscheinen.

Es ist eine Frage unseres Bewusstseins, wie wir Menschen, die unter einer lebensbedrohlichen Erkrankung leiden, begleiten. Viele Ärzte sind derzeit eingebunden in ein System aus Schuldgefühlen, Angst und Macht und sehen sich nicht als gleichwertige Partner ihrer Patienten. Ausgebildet in einem hierarchischen System, wurden sie Teil der hierarchischen Denkstruktur. Sie lernten ihr Wissen von Lehrern, nicht durch Erweiterung ihres Bewusstseins. Und weil dieses Wissen in der voreingenommenen Anwendung nur bestimmte Erfahrungen zulässt, bestätigen ihre Erfahrungen ihr Wissen – ein Kreislauf der ihre vorgefassten Überzeugungen ständig nährt.

Ein Arzt, der überzeugt ist, dass seine Heilmethode die „einzig Richtige" ist und der täglich erlebt, wie Patienten an ihrer Erkrankung sterben, obwohl er „alles" tut, um sie zu heilen, kann nur zu dem

Schluss kommen, dass es nicht möglich sei, diese Erkrankung zu „besiegen".

Jener Gynäkologe, zu dem ich ging, um abzuklären, ob es möglicher Weise doch sinnvoll für mich wäre, meinen Tumor entfernen zu lassen und was das konkret für Folgen hätte, sagte erst einmal gar nichts, als er den damals ca. 5 cm großen Tumor sah[1].
Er untersuchte die Lymphknoten, die andere Brust und tastete meinen Bauch ab. Er war sehr ernst (was übrigens schon ausreicht, um jemanden, der sich in Angst befindet, völlig in Panik zu versetzen).
Er bestätigte meine Vermutung, dass ein operativer Eingriff, den Verlust meiner Brust und Teile meines Brustmuskels bedeuteten und erklärte mir, dass es nicht mehr möglich sei, dies ohne vorhergehende Chemotherapie zu operieren, da es nicht heile, es müsse also zu aller erst der Tumor durch eine Chemotherapie verkleinert werden.
Als ich auf die gesundheitlich belastenden Folgen der Chemotherapie hinwies, versuchte er, die Wirksamkeit der Chemotherapie mit dem Beispiel von Lance Armstrong[2] zu untermauern und ihre Gefährlichkeit zu bagatellisieren: So schlimm kann das ja nicht sein, wenn einer danach Sieger der Tour de France wird!

Chemotherapie, davon war und bin ich nach wie vor überzeugt, würde mir persönlich mehr schaden als nützen.

Ich hatte mich mit meinem Therapeuten auf diesen Arztbesuch vorbereitet und er hatte mir geraten: „Sprich über Deine Gefühle." Ich sagte dem Gynäkologen also, dass ich mich nicht für eine Chemo-therapie entscheiden kann, weil diese Vorstellung mich in Todesangst versetzt (und ich konnte dies fühlen). Dagegen kann man nicht argumentieren. (Er konnte mir übrigens auch dann keine andere Form der Hilfe anbieten).

Es gibt eine Menge Menschen, die eine Chemotherapie gut überleben, es gibt sogar Menschen, die überleben mehrere Chemotherapien, und ich streite nicht ab, dass es Menschen gibt, für die dies ein sinnvoller Weg sein kann – wovon nicht gesprochen wird:

Es gibt auch eine Menge Menschen, die überleben dies nicht und es wird dann behauptet, sie seien Ihrer Erkrankung erlegen[3].

Dies ist auch ein Produkt des bereits beschriebenen Weltbildes:
Wenn eine Heilmethode angewendet wird, in der Überzeugung, dass sie die einzig Rettende sei, dann kann sie es nicht sein, die zum Tode geführt hat, sondern nur die Schwere der Erkrankung selbst.

Die meisten Ärzte manipulieren ihre Patienten, damit diese ihren Empfehlungen folge leisten, aus der Überzeugung heraus, das „Richtige" zu tun. Weil sie selbst Angst haben und Schuldgefühle, wenn es ihnen nicht gelingt, ihre Patienten zu überzeugen, benutzen sie häufig auch Angst und Schuldgefühle, um ihr Ziel zu erreichen[4]:

„Was sagen denn Ihre Kinder dazu?"
>   (Schuldgefühl: Gute Frau, dann werden Sie sterben, wollen Sie das Ihren Kindern antun?)

„Das kann ich Ihnen jetzt schon sagen, das wird in den nächsten Wochen auffaulen."
>   (Angst: Diffuse Prophezeiungen, die schlimmste Assoziationen hervorrufen.)

„Früher oder später werden sich im ganzen Körper Metastasen bilden, in den Knochen, im Gehirn".
>   (Angst: Dagegen haben Sie keine Chance, Sie werden elendig verrecken, das ist der definitive Verlauf der Erkrankung!)

„Am besten gehen Sie sofort ins Krankenhaus, wir dürfen keinen Tag länger warten!"

> (Angst: Es ist so schlimm, dass es jeden Tag zu spät sein kann. Schuldgefühl: Wenn Sie warten, dann haben Sie es sich selbst zuzuschreiben, wenn es zu spät ist!)

„Ich rate Ihnen das dringend!"

> (Macht / Schuldgefühl: Wenn Sie nicht auf mich hören, dann droht Ihnen all das, was ich Ihnen eben aufgezeigt habe und dann haben Sie selbst Schuld daran!)

Viele Menschen kennen vermutlich Gespräche dieser Art.

Als ich jenen Gynäkologen nach Alternativen fragte, war dies meine „einzige Chance", und jeder, der mir etwas anderes rate, sei ein „Sterbehelfer" (ich zitiere wörtlich!).
Ich fragte ihn, welche Alternativen er denn <u>kenne</u>: „Keine".

Falls Sie in einer ähnlichen gesundheitlichen Lage sind, oder für den Fall, dass Sie, wie auch immer, damit konfrontiert werden, möchte ich mir erlauben, Ihnen dies mitzugeben:

- Es gibt immer mehrere Möglichkeiten im Leben
- Niemand weiß, was morgen sein wird
- Es ist immer genug Zeit in Ruhe zu entscheiden
- Bleiben Sie bei Ihrem Gefühl, im Jetzt, dann sind Sie nicht manipulierbar.

[1] die Schulmedizin gibt für eine Patientin mit einem 5 cm großen Brusttumor eine sehr schlechte Überlebensprognose an: „Zu spät" – ein Argument, das nicht nur „Schuld" verteilt, sondern ein medizinisches Armutszeugnis ist.

[2] Lance Armstrong, Tour-de-France-Sieger, war an Hodenkrebs erkrankt.

[3] Wenn ich von einer Frau höre, die nach mehrmaliger Chemotherapie daran gestorben ist, dass eine zu dünn gewordene Ader riss, so ist dies z.B. ganz klar eine Folge der Behandlung und nicht der Erkrankung.

[4] Und es spielt eine Rolle, aus welchem Grund jemand Arzt ist: Wenn ich als Arzt glaube, Patienten heilen oder retten zu können, dann muss der Patient alles tun, was ich empfehle, damit ich ihn retten kann. Dieses „Retter-Selbstbild" erzeugt erstens ein zwischenmenschliches Gefälle (Arroganz: „Ich kann dich retten"), zweitens Größenwahn („ich kann retten") und damit verbunden sind Schuldgefühle („wenn ich retten kann und dich nicht retten kann, dann bin ich Schuld, dass du nicht gerettet wurdest" – oder: „Du bist selbst schuld, wenn du dich nicht von mir retten lässt"). Die Versagensangst, die damit einhergeht, ist immens.

Besonders brisant wird dieses Thema, wenn es sich um so genannte „unheilbare" Erkrankungen handelt, denn hier wird der „Retter" mit seiner Unfähigkeit zu retten konfrontiert – was sein Selbstbild bedroht und in der Folge beinhalten kann: „Wenn ich dich nicht retten kann, dann gibt es keine Möglichkeit dich zu retten und also kann dich auch kein anderer retten".

27.12.2005

Ich hatte mir bis Ende des Jahres vorgenommen, nicht von meinem einge-
schlagenen Weg abzuweichen. Und ich wollte bis Ende des Jahres eine
sichtbare positive Veränderung meines Tumors sehen.
Im Moment sieht es nicht danach aus, dass dies noch eintreten wird. Teile
des Tumors werden phasenweise weich, oberflächliche Schichten scheinen
abzusterben, bilden eine Kruste, die Farbe des Gewebes ist an diesen Stellen
blass und kraftlos. Dann gibt es wieder einen Wechsel und das Gewebe wird
wieder fester und aktiver. So geht es hin und her, als würden zwei entge-
gengesetzte Kräfte sich streiten.
Und so wechselt es auch in mir: Einmal habe ich die Kraft zu sagen, „dieses
ist ein guter Weg, und was auch immer passiert, er wird mich zur Heilung
führen", und dann wieder verliere ich meinen Mut und merke, dass ich
nicht mehr will und nicht mehr kann und jetzt sehr gerne einen fände, der
mich kurzer Hand aus dieser Situation errettet.

Es fällt mir heute sehr schwer, meinen Tumor zu ertragen und auch, wenn
er nach wie vor nicht blutet und nicht schmerzt, fühlt es sich innerlich
dennoch so an, als liefe ich mit einer offenen Wunde herum.

Die Frist, die ich mir gesetzt hatte geht zu Ende und ich muss mich damit
anfreunden, meine Entscheidungen zu überdenken. Ich werde also die mir
zur Verfügung stehenden Methoden nach ihrer Invasivität ordnen. Die, die
am wenigsten invasiv, irreversibel oder schädlich sind zuoberst.
Eine Freundin gab mir vor einiger Zeit ein Buch mit einer Methode der
Heilung über die Psyche (Brandon Bays, „The Journey"[3]), dies werde ich
zu aller erst versuchen.
Gelingt dies nicht, gibt es verschiedene andere Möglichkeiten auf den Körper oder den Tumor einzuwirken (Pap Imi, ECT, IPT, Ukrain o.ä.), die alle

deutlich weniger Folgen und Nebenwirkungen als die klassische schulmedizinische Methode haben.

IPT ist zum Beispiel eine Form von Chemotherapie, die über ein spezielles insulingesteuertes Verfahren fast nur im Tumor wirkt, dieses Verfahren ist nicht nur sehr viel verträglicher, sondern sogar effektiver als die klassische Chemotherapie und es ist schwer zu verstehen, aus welchem Grund Kliniken, wenn sie chemische Mittel anwenden wollen, nicht dieses, so viel verträglichere Verfahren benutzen. Derzeit gibt es nur einige wenige Privatpraxen, in denen dies angewandt wird.

Es gibt faktisch mehrere gute Methoden, den Tumor entfernen zu lassen, die ohne die Schäden, die die konventionelle Therapie nach sich zieht, auskommen. Zwischen ihnen könnte ich mich entscheiden, das würde mir die Ruhe und die Zeit geben, weiter an meiner inneren Struktur zu arbeiten. Der Haken dabei wäre, dass die Ursache dabei bestehen bleibt, ich den direkten Zusammenhang der Ursache mit der Tumorerkrankung vielleicht nicht mehr erkennen kann und ich dann doch mit der Angst zurück bliebe, dass die Krankheit (da sie innerlich möglicher Weise immer noch besteht) erneut körperlich in Erscheinung tritt.

Dies wäre also eine Notlösung, eine Übergangslösung, ein Zwischenschritt, in dem Bewusstsein, dass der innere Schmerz, die innere Wunde nach wie vor da ist.

Jetzt, zwischen den Feiertagen sind die Praxen geschlossen und ich kann nichts tun.
Vielleicht ist das gut so.

Resignation

Wenn jemand eine potentiell lebensbedrohliche Krankheit entwickelt (wozu u.a. auch verschiedene Suchtverhalten gehören), trägt er in den meisten Fällen eine ausgeprägte resignative Struktur in sich. Die einzige Ausnahme, die ich im Moment kenne, ist die Entscheidung der Seele, als Teil der Entwicklung ihres Bewusstseins, die Inkarnation zu wechseln – ich für meinen Teil habe im Moment nicht vor, diesen Körper zu verlassen.

Auch wenn ich einen starken Teil in mir trage, der mir täglich sagt: „Ich werde leben!", einen Teil, der nicht nachlässt und nicht aufgibt, so habe ich doch auch einen Teil in mir, der sagt: „Ich will nicht mehr. Was soll ich hier? Hier ist alles so furchtbar anstrengend. Ich kann das nicht mehr ertragen".

Eine Tumorerkrankung ist u.a. ein Ausdruck von Resignation. Auch und gerade, wenn sie unbewusst ist.

Das wichtigste Anliegen, wenn ich einem daran erkrankten Menschen begegne, sollte also sein, die Teile in ihm zu stärken, die nicht in Resignation sind. Seine Lebensfreude, seine Gelassenheit, sein Vertrauen.

Weil aber viele Freunde und Bekannte des Erkrankten in Angst und Resignation vor der Erkrankung leben, ebenso wie viele Ärzte, geschieht häufig das Gegenteil und der resignative Teil des Menschen wird verstärkt.

Worte wie „Lebensverlängerung", „Endstadium", „Krebsbefall" u.ä. sind bereits resignative Aussagen: Sie beziehen die Möglichkeit einer Gesundung nicht mehr mit ein, ebenso wie alle Formen von Zeitdruck implizieren, dass demnächst die unabwendbare Katastrophe geschieht[1].

Wenn ich einem Arzt, wie jenem Gynäkologen glaube, der mir nur einen einzigen „Rettungsweg" anbieten konnte (der noch dazu nur für sehr kleine Tumore Aussicht auf Heilung verspricht), gehe ich bereits weiter in Resignation: Ich kann mich nicht *für* etwas entscheiden, wenn ich mich nicht auch *gegen* es entscheiden kann, und wenn ich es nicht aus Entscheidung tue, dann tue ich es, weil ich glaube, keine andere Möglichkeit zu haben: In Resignation.

Menschen in dieser Weise zu begegnen, ist für eine Heilung nicht hilfreich.

Auch, wenn es den meisten Ärzten nicht bewusst zu sein scheint: Durch die Art, wie sie ihre Patienten begleiten, fördern sie zumeist deren Resignation. Geschieht dies in regelmäßigen Abständen (bei Behandlungen, bei Untersuchungen[2] oder während eines Klinikaufenthaltes), kann dies u.U. einem Menschen die Kraft nehmen, am Leben zu bleiben – womit sich die Resignation des Arztes erneut bestätigt.

Verstehen Sie mich richtig: Dies ist nichts, was jemand bewusst tut, nein, das Problem ist, dass es geschieht, weil es nicht bewusst ist.

Ich habe mich oft gefragt, aus welchem Grund so viele Menschen einer Chemo-therapie[3] zustimmen, obwohl es mehrere andere, ebenso rein körperliche Möglichkeiten gibt, die nicht weniger erfolgreich sind (im Gegenteil) dafür aber weit weniger schädlich.

Ist es die Lobby der Herstellerfirmen? Die hartnäckige Wiederholung vieler Ärzte, dass dies der einzige Weg sei? Die Angst, nicht das „Richtige" zu tun? Handlungsunfähigkeit durch den Schockzustand, den die Diagnose hervorruft? Oder ist es die Resignation, der Teil des Erkrankten, der gar nicht mehr glaubt, entscheiden zu können?

Ich weiß es nicht.

Was ich jedoch sicher weiß, ist, dass Menschen an Resignation sterben können, oder besser: Die letzte Folge der Resignation ist der Tod. Und wie kann jemand nicht in Resignation geraten, wenn ihm eine Erkrankung diagnostiziert wird, von der er glaubt, sie sei nicht heilbar? Wie kann er nicht in Resignation geraten, wenn eine Behandlung, von der er glaubt, dass sie die Einzige sei, ihn nicht heilt? Und wie kann er nicht in Resignation geraten, wenn die Menschen, die ihn begleiten, bereits in Resignation sind?

Allein eine Behandlungsform, die direkt dazu führt, dass es dem Patienten schlechter geht, dass ihm die Haare ausfallen, dass er sich erbricht, ist bereits geeignet, ihn weiter in Resignation zu bringen. Und ich berücksichtige dabei noch nicht, welche Erfahrungen im Unterbewusstsein damit verknüpft sein können (darauf werde ich später näher eingehen).

Resignation kann auf vielen Ebenen wirksam sein und jemand, der augenscheinlich stark ist und „kämpft", kann in der Tiefe des Unterbewusstseins den Glauben tragen, dass er es nicht schaffen kann, zu überleben.

---

[1] machen wir uns bewusst, dass ein Krebsgeschehen schon viele Monate besteht, ehe es durch einen Tumor in Erscheinung tritt. Es ist also weit weniger akut, als man uns dies vielleicht glauben machen möchte und es gibt immer genügend Zeit, sich nach umfassender Information für den einen oder anderen Weg zu entscheiden.

[2] Vorsicht vor „harmlosen" Blutuntersuchungen, die irgendwelche im Blutkreislauf zirkulierenden „metastasierenden" Zellen dokumentieren sollen (es ist übrigens umstritten, ob es diese überhaupt gibt, bzw. was sie sind und was sie bewirken): Es ist völlig unerheblich, ob und wie viele solcher Zellen in meinem Körper herumschwirren, solange ich in meine

Heilung vertraue. Das Einzige, was eine solche Untersuchung bewirkt, ist, dass sie möglicher Weise dieses Vertrauen untergräbt.

[3] die statistische Heilungsquote durch Chemotherapie ist bei festen Tumoren sehr gering (siehe hierzu auch S. 161 Punkt 3g).)

5.1.06

Vorgestern habe ich mit einer befreundeten Heilpraktikerin die „weise Reise"
nach Brandon Bays[1] gemacht.
Es fühlte sich gut an. Dass wir einiges lösen konnten, wurde sehr schnell
klar, als ich am Abend trotz heißem Bad Gelenk- und Beinschmerzen bekam (ein Zeichen, dass Giftstoffe freigesetzt wurden, die der Körper erst
abbauen muss).
Der direkte Zusammenhang zwischen Lösung von Gefühlen und körperli-
cher Reaktion bestärkt mich erneut. In meinem Tumor scheint es zu
arbeiten, es sticht und zwickt wie manchmal nach einer Sitzung bei meiner Energietherapeutin.
Am nächsten Morgen wachte ich auf, mit dem sicheren Gefühl, dass wir
gelöst haben, was wir lösen wollten.

Da ich für diesen Tag bereits einen Termin ausgemacht hatte, um eine Ärztin in M. zu sprechen und ich faktisch noch keine positiven Veränderungen
am Tumor erkennen konnte, fuhr ich trotzdem dorthin.

Die Ärztin war sehr nett und offen aber letzten Endes glaubte sie wohl doch
nicht an Heilung auf seelischer Ebene und entließ mich mit der Aussage,
dass sie mir empfehle, den Tumor mit Chemotherapie zu verkleinern und
danach zu operieren.
Als ich nach M. fuhr, war ich angefüllt mit dem Gefühl des Vertrauens
und der Heilung und als ich M. verließ, war ich deprimiert.

Diese Fahrt war sehr heilsam, um zu erkennen, dass ich nicht mit Menschen arbeiten möchte, die nicht an Heilung von innen heraus glauben, so
offen und kompetent diese Menschen auch sonst sein mögen.

Dies beeinträchtigt mich in meinem Vertrauen in mein Gefühl, mein inneres Wissen und meine inneren Heilkräfte, und ich kam zu Hause an, mit dem Satz:

„Es wird heilen, wenn die Zeit reif ist."

[1] Ich möchte zu diesem Buch /dieser Methode allerdings anmerken, dass zu keinem Zeitpunkt darauf eingegangen wird, dass es Gründe dafür geben kann, dass die Methode keinen Heilungserfolg bringt. Die Menschen, die es nicht schaffen, auf diesem Weg symptomfrei zu werden, bleiben dann in Schuldgefühlen und Resignation zurück.

Ein Denkfehler, der bleibt

Egal, ob Sie mit Schulmedizinern sprechen oder mit Naturheilkundlern und egal wessen Texte Sie lesen, die psychischen Ursachen eines Krankheitsgeschehens werden derzeit nur selten angemessen mit einbezogen.

Für den einen ist die Krankheit nur der Tumor, der entfernt werden muss und alles ist wieder in Ordnung (ein Glaube, der sich in vielen Fällen nicht bestätigt, was nicht heißt, dass die Entfernung eines Tumors nicht vorübergehend hilfreich sein kann), für den anderen ist sie eine Folge vielfältiger biochemischer Entgleisungen, die korrigiert werden müssen und selbst Menschen, die in der Psychosomatik arbeiten, zählen sogenannte „schwere Erkrankungen" wie Tumore nicht zu ihrem Aufgabenfeld.

Wenn ich einmal erkannt habe, dass verdrängte Gefühle und traumatische Erlebnisse körperlich krank machen können, wodurch unterscheide ich dann die Symptome, auf die dies zutrifft von denen, auf die dies nicht zutrifft?
Es ist nicht konsequent gedacht, wenn ich von einem Vorgang, der so grundlegend ist, schwere chronischen Erkrankungen ausnehme – diese Einteilung erscheint mir willkürlich.
Ich behaupte nicht, dass die psychischen Ursachen für schwere chronische Erkrankungen leicht zu finden oder aufzulösen sind und vielleicht ist das auch das Problem: Die allermeisten derzeit praktizierten psychischen Therapien sind nicht in der Lage diese Ursachen zu finden und aufzulösen.

Es gibt eine Vielzahl von biochemischen Veränderungen, die im Falle einer Tumorerkrankung u.U. vorkommen können und so gibt es auch eine Vielzahl darauf bezogener Heilungsansätze, Ernährungsempfehlungen etc.

Alle diese Dinge haben natürlich ihre Berechtigung, denn die biochemischen Veränderungen sind ja für den Einzelfall nachweisbar und natürlich ist es sinnvoll, sich dieses Wissen zu nutze zu machen, um den Körper zu stabilisieren.

Nicht sinnvoll ist es jedoch, eine „Krebsdiät" für alle zu empfehlen, denn nachweislich sind auch die Veränderungen der Biochemie individuell verschieden, so dass, was dem einen hilft, dem anderen schädlich sein kann.

„Falsche Ernährung" ist wohl kaum die tieferliegende Ursache für Tumorerkrankungen, wie dies manche glauben machen wollen, denn wenn sich 100 Menschen gleich schlecht ernähren, werden nur einige erkranken und andere erfreuen sich sogar bester Gesundheit.

Es ist eine Inkonsequenz des Denkens, wenn ich zwar Entgleisungen diagnostiziere, mich jedoch nicht frage: Was ist der Grund für all diese Entgleisungen?

Wenn der Körper allein gar nichts kann, dann kann er auch nicht seine Biochemie durcheinander bringen. In der Folge kann man auf der biochemischen Ebene die Gesundheit des Menschen zwar körperlich fördern und unterstützen, aber man kann nicht verhindern, dass er erneut Entgleisung produziert.

Wenn ich mich dafür öffne, dass all meine körperlichen Erscheinungen bereits eine Folge meiner psychischen und seelischen Prozesse sind, oder sagen wir, der Ausdruck davon, dann kann ich hinter diese Erkenntnis an keiner Stelle zurück.

Damit ändert sich meine Sichtweise grundlegend: Alle Bewertungen von gut und schlecht, nützlich und schädlich, schön und hässlich, gesund und ungesund, die ich auf meinen Körper habe, entfallen dann zu

Gunsten der Erkenntnis, dass alles, was sich im Körper manifestiert Ausdruck meiner Muster ist und der inneren Struktur meiner seelischen Entwicklung folgt – unabhängig davon, ob ich dies zur Zeit verstehe oder nicht.

„Heilung"?

Je länger ich über „Heilung" nachdenke, desto zwiespältiger sind meine Gefühle zu diesem Begriff. „Heilung" ist etwas, das wir uns erhoffen, etwas, das nicht unbedingt von unserem bewussten Zutun abhängt und das Wort „Heilung" impliziert, dass wir nicht „heil" seien, also kaputt, beschädigt oder unvollkommen – das ist Blödsinn![1]
Da wir in unserem Sprachgebrauch mit diesem Begriff vertraut sind, werde ich diesen Begriff dennoch verwenden. „Heilung" als Vorgang, der zur Abwesenheit von Symptomen führt, in dem Bewusstsein, dass wir in unserem Kern zu jeder Zeit „heil" und vollkommen sind.

Wie geschieht, was wir Heilung nennen?

Ich weiß es nicht.

Das menschliche Leben ist zu vielschichtig, zu komplex und die Menschen zu verschieden, als dass es möglich sein könnte, eine für alle gültige Methode der Heilung zu finden.

Vielleicht ist das wichtigste Element auf dem Weg zur Heilung, dass wir dem Fluss des Lebens zugewandt bleiben, dass wir uns von Menschen begleiten lassen, die aus ganzem Herzen an die Möglichkeit der Heilung glauben, zu jedem Zeitpunkt, an Heilung, in jedem Stadium einer Erkrankung.

Menschen, die uns stärken, wenn wir in eine Krise geraten, anstatt uns zu ängstigen, zu bemitleiden, sich Sorgen zu machen oder alle möglichen Übel aufzuzählen, die als nächstes passieren könnten ...

Wir können auf verschiedenen Ebenen auf den Menschen einwirken: Auf der körperlichen, der energetischen (feinstofflichen) und auf der psychischen Ebene.

Wenn ich dies hier trenne, zerlege ich etwas willkürlich in Teile, was in Wahrheit auf komplexeste Weise ineinander verwoben ist, und ich tue dies einzig aus dem Grund, weil es mir z.Z. nicht möglich ist, das Ganze in seiner vollen Größe zu erfassen.

Betrachten wir also zuerst die drei Ebenen:

Es gibt viele Möglichkeiten positiv auf den Körper einzuwirken, für mich war es dabei immer oberstes Gebot, nichts zu tun, was dem Körper schadet. Doch auch dies ist eine persönliche Entscheidung.

Ich schließe nicht aus, dass es für andere Menschen Gründe geben kann, sich für eine Brustamputation zu entscheiden oder einer Chemotherapie zuzustimmen und ich behaupte auch nicht, dass es nicht Menschen geben mag, denen dies tatsächlich hilft.

Mich persönlich versetzt die Vorstellung von Chemotherapie in Todesangst, und somit kann dies für mich nicht heilsam sein.

Andere bringt es möglicherweise so sehr in eine Krise, dass sie alle ihre Selbstheilungskräfte und ihren Überlebenswillen mobilisieren und tatsächlich dauerhaft gesund werden – und, davon bin ich überzeugt: Dass echte, das heißt dauerhafte Heilung nur aus unserem eigenen göttlichen Selbst heraus geschieht und immer mit einer inneren Wandlung einhergeht.

Alle schulmedizinischen Behandlungsverfahren, die am Körper ansetzen, beschäftigen sich ausschließlich mit dem Symptom. Das bedeutet, dass die Ursache auch nach erfolgreicher Beseitigung des Symptoms weiter bestehen kann, und wenn dies die einzige Auseinandersetzung des Patienten mit seiner Erkrankung bleibt, ist die Wahrscheinlichkeit groß, dass es erneut zu Symptomen kommt. Das ist das, was alle Schulmediziner kennen und fürchten: Der Tumor, den man herausschneidet und der dann wieder kommt, den man vergiftet und der dann wiederkommt und jedes Mal, wenn erneut ein Tumor entsteht, gehen Arzt und Patient mehr in Resignation.

Heilungsorientiert ist eine Symptombehandlung dann, wenn ein Tumor entfernt wird, um Zeit zu gewinnen, für die Auseinandersetzung mit den Ursachen oder als notwendiger Teil des seelischen Lösungsweges. Das Behandlungsziel „Lebensverlängerung", das bei fortgeschrittenen Tumorerkrankungen häufig festgesetzt wird, ist bereits Ausdruck von Resignation, denn es bezieht Heilung nicht mehr mit ein. Dies zu akzeptieren, bedeutet, weiter in Resignation zu gehen und sich für die Möglichkeit, Heilung zu erfahren (wodurch auch immer), zu verschließen.

Jeder Teil unseres Ganzen wirkt auf die anderen Teile zurück und so gibt es durchaus Möglichkeiten, über die Ebene des Körpers das Gleichgewicht des Ganzen zu stabilisieren.
Entgiftung und Ernährung können förderlich sein und manche manuelle Methoden mit dem Körper zu arbeiten, tragen das Potential in sich, über Berührung des Körpers selbst tiefliegende seelische Konflikte ins Bewusstsein zu heben.

Ich habe für mich alle diese Möglichkeiten danach befragt, ob sie mir gut tun, ob sie mich bewegen, ob sie mir schmecken, ob sie mir Freude bereiten. Ja, richtig: Ob sie mir Freude bereiten. (Vielleicht fragen Sie: „Seit wann soll eine Therapie Freude machen?" – Wie kommen Sie darauf, dass sie dies nicht sollte?)
Wenn sie mir nämlich keine Freude bereitet, oder ich mich gequält oder gegängelt fühle[2], weil es mir nicht schmeckt oder es mir schlecht dabei geht, dann lasse ich es sein, denn wenn es mir die Freude am Leben verdirbt, dann wird dies vermutlich nicht heilsam für mich sein.

Auch die feinstoffliche, energetische Ebene bietet viele Unterstützungs-
möglichkeiten, dazu gehören u.a. chinesische Medizin, Homöopathie
und Energiearbeit.

Bei jeder schweren Erkrankung ist es hilfreich, die Lebensenergie des
Menschen zu unterstützen und Tumorerkrankungen haben, auf dieser
Ebene betrachtet, einen deutlichen energetischen Ausdruck: Die Zellen
des Tumors verbrauchen nicht nur im Zellstoffwechsel ein Mehrfaches
der Energie, die eine normale Zelle liefert, sie sind bereits Ausdruck
eines zellulären Energiemangels, d.h. der Mangel bestand bereits vor
der sichtbaren Erkrankung. (Es gibt jedenfalls Menschen, die dies sagen – wir sollten aber deswegen nicht gleich glauben, dass ein Tumor
uns unsere Lebensenergie „wegfressen" kann, und was sonst noch in
diesem Zusammenhang gesagt wird ... zur Erinnerung: Der Körper
allein kann gar nichts, also kann er uns auch nicht unsere Lebensenergie „wegfressen".)

Viele Menschen, die ihre Tumore überwunden haben, nennen als einen
wichtigen Punkt, dass sie versucht haben, wo immer es möglich war
Energie zu tanken und alles zu vermeiden, was ihnen Energie raubt.
Es gibt viele Möglichkeiten, sich Energie, wenn sie nicht fließen kann
oder durch belastende Therapien vermehrt verbraucht wird, wieder
zuzuführen oder zuführen zu lassen und wir alle werden in unserer
Nähe Helfer finden, die uns darin begleiten können, wenn wir uns dafür
öffnen.

Einer der Umstände, unter denen Menschen an einer fortgeschrittenen
Tumorerkrankung sterben, ist häufig nicht das Tumorgeschehen selbst,
sondern die zunehmende allgemeine Schwäche. Der zunehmende
Kräfteverfall wird meist als Ausdruck des krankhaften Zellwachstums
bewertet oder auch als Folge der belastenden medikamentösen Be-

handlung gesehen – auf seelischer Ebene ist der körperliche Verfall Zeichen der fortschreitenden inneren Resignation.

Wir können dann die Energie, die uns reichlich umfließt, nicht mehr empfangen.

Die dritte Ebene bietet meiner Meinung nach das größte Potential der Heilung: Die psychische Ebene.

Wenn es so ist, dass der Körper allein gar nichts kann (haben Sie schon mal gehört, dass ein toter Körper hustet?) und unsere innere, nichtstoffliche Struktur vorgibt, in welcher Weise sich der Körper manifestiert, dann bietet diese Ebene den direktesten und tief-greifendsten Zugang zu Veränderung.

Wenn meine unbewusste innere Struktur also meinen Körper formt, so formt sie auch meine „Krankheiten" und der heilsamste und direkteste Weg den Körper zu heilen, bestünde darin, meine innere Struktur zu verändern: An welchen alten Wunden blute ich immer noch? Welche Traumata habe ich erlebt? Welche Gefühle erlaube ich mir nicht zu fühlen? Nach welchen Mustern verhalte ich mich?

Ich gehe davon aus, dass sich genau die Dinge in einer Erkrankung äußern, die nicht bewusst sind. Die Gefühle, die ich nicht fühle, möglicher Weise aus Erlebnissen, die ich nicht erinnere.

„Psychische Probleme", das ist etwas, was man heute in unserer Gesellschaft als „normaler Mensch" nicht hat. Dabei besteht das „normale Menschsein" in Wahrheit darin, dass wir alle und zwar ausnahmslos, so genannte „psychische Probleme" haben: Wir alle handeln aus unseren Mustern heraus und nicht in freier Entscheidung, wir alle verdrängen unangenehme Erinnerungen und Gefühle, wir alle rücken unser Bild der Welt nach unseren Bedürfnissen zu recht und wir alle leben nicht in Glückseligkeit[3].

Viele Menschen können die direkte Verbindung zwischen ihren verdrängten Gefühlen und ihren körperlichen Leiden derzeit nicht wahrnehmen, denn wenn ihnen dies in der vollen Tragweite bewusst wäre (und nicht nur für einige psychosomatische Erkrankungen, die man üblicher Weise Frauen zugesteht ...), dann würde dies ihr Leben verändern.

Wenn ich jedoch Angst habe, vor Veränderung und wenn die Erinnerungen und Gefühle, die ich tief in mir verschlossen halte zu bedrohlich für mich sind, werde ich es vorziehen, an Körpersymptomen herumzudoktern, anstatt mich meinen inneren Ursachen zu stellen.

Je vehementer Menschen behaupten, dass es keinen Zusammenhang zwischen ihrer Psyche und ihrer Erkrankung gibt, desto größer ist vermutlich ihre Angst, denn hätten sie keine Angst davor, dass dies wahr sein könnte, würden sie mit Leichtigkeit sagen: „Möglicher Weise gibt es diesen Zusammenhang, ich weiß es nicht."

Hätten Sie mich vor einigen Jahren gefragt, ob ich ein ängstlicher Mensch sei, hätte ich Ihnen geantwortet: „Nein, ich habe kaum Ängste." Dafür hatte ich von frühester Säuglingszeit an chronisch wiederkehrende Bronchitis ...

Ich hatte meine gesamte Kindheit und Jugend über mehrmals im Jahr starke und lang anhaltende Bronchitis, welche nach einigen milderen Jahren im Zusammenhang mit den Geburten meiner Kinder wiederkehrte und schließlich in einen chronischen Husten überging. Als ich im Rahmen der Rückführungsarbeit, die ich seit einiger Zeit mache, lernte, meine Gefühle besser wahrzunehmen, insbesondere mich mit meiner Angst zu verbinden, bemerkte ich den Zusammenhang zwischen mei-

nen Angsten und meinem Husten. (Jedes Mal, wenn ich für Rückführungen nach Berlin fuhr, hatte ich Husten ...)

Eines Nachts, als ich einen Hustenanfall bekam, ohne eigentlich erkäl-
tet zu sein, fragte ich mich, wovor ich gerade Angst habe und als mir
klar wurde: „Ja, ich habe Angst, dass ...", war der Husten schlag-artig
verschwunden.

Seither hörte jeder Anflug eines solchen Hustens sofort auf, wenn ich
meine dahinter stehende Angst fühlen konnte. Es scheint so zu sein,
dass ich fast 40 Jahre lang unter einer chronisch wiederkehrenden
Bronchitis litt, die eigentlich Angst war.

Wenn es aber offensichtlich möglich ist, sich auf diese Weise von einem chronisch wiederkehrenden Husten zu befreien, so könnte es
auch möglich sein, sich in ähnlicher Weise von jeder anderen chronischen Erkrankung zu befreien.

Und es gibt noch einen anderen psychischen Aspekt:
Für welche Therapie auch immer jemand sich entscheidet: Eine Therapie kann einen Menschen nur heilen, wenn er sie für sich auch als
heilsam wahrnehmen kann, bewusst oder unbewusst.

Es ist bekannt, dass selbst aggressivste Chemotherapie weitgehend
ohne Nebenwirkungen bleiben kann, wenn der Patient der festen Überzeugung ist, dass dies sein heilsamer Weg ist.
Ebenso, wie bekannt sein sollte, dass Menschen sterben, einfach nur,
weil sie glauben, dass ihre Erkrankung tödlich sei.

---

[1] Anthakarana: „Jedes Wesen ist vollkommen, heil und vollständig, nichts muss neu
hinzugefügt oder geheilt werden. Für Menschen ist die Vollkommenheit schwer zu erkennen, da ihr Wirken nicht ungehindert, klar, sondern durch die Muster der Persönlichkeit
getrübt, zu Tage tritt."

[2] Als ich Anthakarana erzählte, dass es mir schwer fällt, auf Süßes zu verzichten, wie mir geraten wurde, sagte sie nur: „Hast du schon mal gehört, dass man von Zucker Krebs bekommt?" Als ich wieder begann Zucker zu essen (und ich esse viel Zucker!) ist mein Tumor übrigens, entgegen der Meinung mancher Ärzte, kein bisschen schneller gewachsen als vorher. Der Unterschied, den es macht, wenn ich glaube, auf etwas verzichten zu müssen, es aber nicht einhalten kann, liegt in den Schuldgefühlen, die ich dann habe ...

[3] Sonst wären wir erleuchtet

6.1.06

Viele Menschen glauben an das Machbare, und nicht an das, was geschieht
– ich möchte mich nicht öffnen für das Machbare, sondern für das, was
geschieht.

Der Glaube an das Machbare führt mich weg von mir selbst,
vom Sein,
von meinem Gefühl
und meiner inneren Weisheit.

Heilung ist nicht machbar, Heilung geschieht.

Das Bewusstsein und die Schichten darunter

Große Teile unserer westlichen Gesellschaft leben heute in der Vorstellung, dass unser Intellekt unsere wichtigste Fähigkeit sei. Kinder werden von klein an auf Leistung geschult, in ihrer kognitiven Wahrnehmung gefördert und dementsprechend bewertet. Auch ich bin so aufgewachsen, in einer Familie, die zumindest mütterlicherseits dem konservativen Bildungsbürgertum entstammt (in dem man traditionell Töchtern Bildung angedeihen lässt, damit sie ihrem Ehegatten „angemessene Gesprächspartnerinnen" sein sollen) und mit Lehrern, die, aus dem Schulbetrieb (als Schüler / Studenten) in den Schulbetrieb (als Lehrer) wechselnd, ihren Schülern vermittelten, dass der Intellekt die beste Qualität des Menschen sei.

Als ich die Schule verließ, fühlte ich mich, als hätte ich einen riesigen, rechteckigen Wasserkopf und mein Körper darunter wäre nur das Gestell, das ihn trägt ...

Natürlich kann es in unserer leistungsorientierten Gesellschaftsstruktur Vorteile haben, intelligent oder gebildet zu sein – mit persönlichem Glück und Lebensfreude hat dies jedoch nichts zu tun.
Leben bedeutet fühlen. Wenn ich nicht in der Lage bin, meine Gefühle wahrzunehmen, sie zu äußern, nach ihnen zu handeln, dann kann ich mich an meinem Leben nicht freuen: Denn woher soll ich wissen, was ich mir wünsche, wenn ich nicht fühlen kann, was mir Freude macht?

Unsere mentalen Fähigkeiten sind hilfreich, aber begrenzt: Unser Verstand sortiert und bewertet unsere Erfahrungen und zieht Schlüsse daraus. Weil wir jedoch alle in unseren Mustern verhaftet sind, ist die Bewertung unseres Verstandes voreingenommen: Manche Erfahrung verdrängt er (das kann er so gut, dass wir tatsächlich glauben, diese

Erfahrung nie gemacht zu haben), andere verändert er so, dass sie ihm erträglicher erscheinen, er passt sie seinem Weltbild an, ohne dass wir dies bemerken.

In vielen Fällen argumentieren wir aus Angst, ohne dass uns dies bewusst ist, und je mehr wir logische Gründe für oder gegen etwas hervorbringen, desto größer ist vermutlich die zugrunde liegende, tief verdrängte Angst, die in Wahrheit unsere Entscheidung prägt.

Viele Menschen haben nicht gelernt zu sagen: „Nein, das möchte ich nicht, es macht mir Angst, ich weiß nicht warum."
Und sie haben auch nicht gelernt, dies als vollkommen berechtigten Grund zu akzeptieren.

Wenn ich hier, als Laie, in einigen Kapiteln über psychologische Zusammenhänge spreche, so tue ich dies im Rahmen meines persönlichen Bewusstseinsprozesses und zum Zweck des Verständnisses meiner „Heilungsgeschichte".
Ich bin mir bewusst, dass ich hier vielschichtige Zusammenhänge vereinfacht und auf einzelne Aspekte beschränkt darstelle.
Wer mehr darüber wissen möchte, dem möge es einen Einstieg bieten und wer bereits mehr darüber weiß, der möge es überspringen.

Die Erfahrung der Rückführungen[1] haben mir gezeigt, dass das menschliche Sein sehr viel komplexer ist, als mir dies zuvor bewusst war.
All unsere Erlebnisse und Erfahrungen werden mit all ihren umfassenden Wahrnehmungen zu jeder Zeit unseres Menschseins in unserem Unterbewusstsein gespeichert und stehen uns in diesem unbewussten Speicher zur Verfügung.
Dies umfasst unser jetziges Leben beginnend mit der Zeugung, und unsere sämtlichen Vorleben.

Vorleben, also die Einbeziehung unserer früheren Inkarnationen, gehören heute nicht zum Weltbild unserer christlichen Kultur (auch, wenn dies nicht immer so war), so dass viele Menschen die Vorstellung von Reinkarnation nicht mit einbeziehen, obwohl es bis heute keinen einzigen Nachweis gibt, der belegt, dass es Reinkarnation nicht gibt. Im Gegenzug gibt es eine Menge gut dokumentierte und wissenschaftlich begleitete Fallgeschichten und Erfahrungen, die davon berichten, dass unsere Seele sich über viele Menschenleben inkarniert.

Mehr als einmal fand ich mich in einer Diskussion wieder, in der mein Gegenüber behauptete, der Glaube an Reinkarnation sei entstanden, weil diese Vorstellung nicht so endgültig sei und daher leichter zu ertragen (also ein Glaube, der entstünde, weil die Absolutheit des Todes nicht ertragen würde) – im Gegenzug möchte ich auf den Vorteil hinweisen, den es bietet, wenn jemand glaubt, dass wir nur dieses eine Mal leben: Es ist viel weniger komplex und es gibt das gute Gefühl, sein Leben „im Griff" zu haben.

In dem Moment, in dem wir auch nur die Möglichkeit von Reinkarnation zulassen, verlassen wir unwiederbringlich unsere überschaubare Vierdimensionalität und gewinnen Dimensionen hinzu, deren Größe und Auswirkungen wir nur schwer erahnen können.

Ich behaupte nicht, dass ich auch nur annähernd verstehe, wie die komplexen Zusammenhänge auf uns wirken, was ich jedoch mit Sicherheit sagen kann, ist, dass alle Erfahrungen unserer Leben, unabhängig von Raum und Zeit, vollständig und bis ins Detail in uns gespeichert sind, und dass die Erlebnisse unseres gegenwärtigen Lebens auf den Erfahrungen unserer vergangenen Leben basieren.

Ohne dass uns dies bewusst ist, wirken sich Erfahrungen von damals auf unsere Entscheidungen von heute aus, auf unser Verhalten und auf unsere Gefühle. Vor allem leidgeprüfte Vorleben mit traumatischen Erlebnissen prägen sich uns ein wie ein Muster.

Bei Kindern sieht man diese Prägungen manchmal sehr leicht, z.B. wenn ein Baby, ohne dass es in diesem Leben jemals schlechte Erfahrungen damit hatte, panische Angst vor Wasser hat, oder ein Kind immer in der Angst lebt, zu wenig zu essen zu bekommen.

Dabei scheint es relativ unerheblich zu sein, wie lange ein Vorleben zurück liegt: Begegnen uns heute ähnliche Situationen oder werden ähnliche Sätze gesagt, so kann die heutige Situation mit jedem beliebigen Vorleben verknüpft werden, was z.B. bedeuten kann, dass ein heutiges Erlebnis, das de Facto nicht lebensbedrohlich ist, uns (ohne dass uns dies in dieser Dimension bewusst ist) in Todesangst versetzen kann, weil es mit einer Erfahrung aus einem Vorleben verknüpft wird, in der ein vergleichbares Ereignis mit dem Tode endete.

Wenn ich z.B. einmal umgebracht wurde, in Folge einer Verschwörung, so wird mein Unterbewusstsein sehr wachsam sein, gegenüber jedem möglichen Ansatz einer sich bildenden Verschwörung und jede verschwörungsähnliche Situation, wird den Teil in mir, der diese Erfahrung gemacht hat, in höchsten Alarm versetzen – das sind die Momente, die wir alle kennen, in denen wir überreagieren, uns in einer Weise angegriffen und bedroht fühlen, wie dies tatsächlich im Heute nicht die Realität ist (Regression).

Wenn ich dies in mein Weltbild aufnehme, dann werde ich mir bewusst darüber, dass ich in meinen Entscheidungen bei weitem nicht so frei bin, wie ich bisher dachte, ich werde mir bewusst, dass ich mit meinem Handeln an meine Muster gebunden bin und geleitet von meinen innersten Gefühlen, jenseits all der Begründungen meines Verstandes.

Dann erkenne ich, dass wir alle (ohne Ausnahme) aus unseren Mustern, unseren Prägungen, unseren inneren Notwendigkeiten heraus leben, egal ob diese gesellschaftlich anerkannt sind (z.B. Intelligenz, Leistungsstreben), oder nicht (z.B. Armut, Verwahrlosung).

Ein Beispiel:
Wenn ich Erfahrungen gemacht habe, die dazu führen, dass ich nicht mehr vertraue, dann werde ich u.U. in der Folge alles kontrollieren, um mich sicher zu fühlen. Um alles kontrollieren zu können, muss ich es erkennen, es durchschauen, es analysieren, die möglichen Folgen abschätzen und eine entsprechende persönliche Haltung dazu einnehmen.

Auf diese Weise entwickeln sich eine Menge Fähigkeiten. Ich bin dabei aber nicht frei, mein vorhandenes Potential nach belieben zu nutzen, sondern ich entfalte diesen Teil meines Potentials aus dem Muster heraus, dass ich kontrollieren muss, weil ich nicht vertrauen kann. Ich kann mich also nicht entscheiden, ob ich meine Fähigkeit zu kontrollieren einsetzen möchte, oder nicht.

Bevor ich das erste Mal in ein Vorleben rückgeführt wurde, konnte ich mir nicht vorstellen, wie es gelingen kann, bei vollem Bewusstsein (also ohne Hypnose) mit jenen unbewussten Schichten meiner Seele in Kontakt zu treten[2].

Noch mehr, als dass dies möglich ist, überraschte mich jedoch die Wahrnehmungsbreite, die dort verzeichnet lag: Nicht nur, dass ich dabei sagen konnte, wie alt ich gerade war, wo ich mich aufhielt, wie es dort aussah, wer noch da war, was gesagt wurde und welche Gefühle ich zu jedem Zeitpunkt hatte, nein, ich konnte sogar sagen, was die Menschen, die um mich herum waren, fühlten, und mit welcher Energie sie mir begegneten.

Das bedeutet im Rückschluss, dass ich auch heute jede Sekunde sehr viel mehr wahrnehme, als in mein Bewusstsein gelangt.

Je nachdem wie gut ich verbunden bin, kann ich mir über die Gefühle meines Gegenübers und meine eigenen Gefühle bewusst sein oder auch nicht. Meine unbewusste Wahrnehmung ist dabei immer vollständig, der Grad meiner Bewusstheit dagegen bestimmt, wie viel davon für mich fassbar ist.

Durch die Rückführungsarbeit werden tiefsitzende Muster ins Bewusstsein gehoben, bearbeitet und aufgelöst, was sich in der Folge wiederum auf unsere kommenden Erlebnisse und Erfahrungen auswirkt.
Die Erlebnisse und Erfahrungen aus denen heraus sich Muster bilden stehen also in Wechselwirkung mit den bereits vorhandenen Mustern, die gewissermaßen den Raum vorgeben, für weitere Erlebnisse und Erfahrungen.

Ein Denkmodell:
Wenn wir uns vorstellen, dass wir uns in einem riesigen Energiefeld befinden und unsere Muster unseren persönlichen Teil innerhalb dieses Energiefeldes prägen, dann führt jede Veränderung unserer Muster, also unseres persönlichen Energiefeldes zugleich zu einer Veränderung des umliegenden Energiefeldes.

Das würde veranschaulichen, wie es kommt, dass unsere Muster unsere Erlebnisse prägen, denn ein Energiefeld mit einer bestimmten Form öffnet sich sozusagen für Erfahrungen mit Energiefeldern, die diese Form ergänzen.
Wenn ich also bestimmte Erfahrungen nicht mehr machen möchte, kann ich dies demzufolge erreichen, indem ich meine Form verändere,

so dass andere Energiefelder dazu passen und ich folglich andere Erfahrungen mache.

Während der Rückführungsarbeit zeigt sich deutlich, dass unsere Vorleben, durch die in ihnen entstandenen Muster und Glaubenssätze, unserem heutigen Leben seinen Erfahrungsraum bilden:
Wir manifestieren so gewissermaßen selbst, was uns geschieht, ohne dies jedoch mit unserem Bewusstsein steuern zu können. Es geschieht unbewusst, durch unsere innere Struktur, die Ausprägung unseres Energiefeldes.
Ich spreche hier von einem Zustand des Seins, einer vorhandenen inneren Struktur, ohne Bewertung, das hat nichts zu tun mit der Vorstellung „selbst schuld zu sein" o.ä.[3]

Wir alle kennen, dass sich unsere Erfahrungen wiederholen:
Nehmen wir zum Beispiel eine Frau, die sich immer wieder in einen ähnlichen Typ Mann verliebt und deren Beziehungen dann immer wieder in ähnlicher Weise scheitern – dies kann sich wiederholen, solange die Muster, die dies bewirken, bestehen.

Um auf den Körper zurückzukommen:
Wenn die Dinge, die mir widerfahren also ein Ausdruck meines Selbst sind, dann sind auch meine Symptome ein Ausdruck meines Selbst. Und wenn ich den Ausdruck meines Selbst, meine innere Struktur verändern kann, dann kann ich auf diese Weise auch meine Symptome verändern.
Ich möchte behaupten, dass alle Menschen, die nach einer Erkrankung dauerhaft gesund wurden, welche Therapie auch immer sie gewählt haben, während ihres Krankheitsprozesses eine Veränderung ihrer inneren Struktur erfahren haben, bewusst oder unbewusst.

Nicht immer ist dazu eine therapeutische Begleitung notwendig, es gibt viele Beispiele von Menschen, denen dies aus sich selbst heraus gelang, aus welchem Grund auch immer – und es ist kein „Versagen", wenn anderen dies nicht gelingt.

Was auch immer geschieht, es ist, wie es ist, weil es nicht anders sein kann: Folge eines Musters.

---

[1] Ich spreche hier ausschließlich von Rückführung (Regressionsanalyse), bzw. Bewusstseinsarbeit, wie Anthakarana sie lehrt. Es gibt verschiedene Methoden der Rückführung, die z.T. nicht unproblematisch sind.

[2] Über die Gefühle: Wir erinnern Gefühle sehr viel sicherer und direkter als alles andere.

[3] „Schuld" ist ein Begriff, der innerhalb moralischer Gesetze benutzt wird, ursprünglich, um das Verhalten der Menschen zum „Guten" führen zu wollen, inzwischen in großem Umfang, um zu manipulieren. Manipulation durch Schuldgefühle begegnet uns jeden Tag und oft ist es schwer, sie zu erkennen und aufzulösen, denn tief in uns glauben wir, dass unsere Schuldgefühle unsere Wegweiser sind, und so tun wir häufig etwas, weil wir sonst Schuldgefühle hätten und nicht, weil wir es wollen oder von der Notwendigkeit überzeugt sind.

Anthakarana: „Es gibt keine Schuld. Alles, was jemand tut, tut er aus einem Muster heraus."

Unbewusste Körperwahrnehmung

Unser Unterbewusstsein ist die Quelle unserer Inspiration, unserer Kreativität, unserer Phantasie – welche wir nur haben, weil wir vielfältigste Erinnerungen aus unserem Unterbewusstsein hervorholen können und in der Lage sind, sie auf vielfältigste Weise zu verknüpfen.

Unsere Vorstellungswelt basiert auf unseren Erfahrungen: Was wir niemals erfahren haben, können wir uns nicht vorstellen und was wir niemals gefühlt haben, können wir nicht nachfühlen.
Unser Unterbewusstsein ist die Summe all unserer Erfahrungen, seien dies Handlungen, Gefühle, Glaubenssätze, Prägungen oder Schlüsse, die wir aus unseren jeweiligen Erlebnissen gezogen haben.

Unser Unterbewusstsein bewohnt alle Aspekte unserer Körper und es erfährt jeden einzelnen Körperteil vollständig.
Wenn die entsprechenden Schichten des Unterbewusstseins geöffnet sind (z.B. während einer Rückführung), können wir über jeden Körper, den wir bewohnt haben, detaillierte Aussagen machen, auch Aussagen, über das Innere des jeweiligen Körpers, und auch dann, wenn dies von unserem Verstand zu der jeweiligen Zeit nicht erfasst wurde und auch nicht erfassbar war.

Wir glauben heute im Allgemeinen, dass es nicht möglich sei, zu wissen, wie der Zustand unserer inneren Organe ist, bevor wir dies nicht durch ein medizinisches Verfahren untersucht haben: Und doch ist es möglich.

Die Wahrnehmung unseres Unterbewusstseins ist auch in allen unseren Organen vollständig und wenn wir uns dafür öffnen, können wir in jedes einzelne unserer Organe „reisen" und erfühlen, was dort zur Zeit vorgeht.

Ich erlebte dies bei der Geburt meines zweiten Kindes (es war eine eher schnelle Geburt), als ich mir bei einer Wehe absolut sicher war, dass der Muttermund mit einem Mal auf fünf Zentimeter aufgegangen war. Es gab niemanden, der dies nachgemessen hätte, und doch bin ich mir bis heute sicher, dass es so war.
Wer hat uns gelehrt, unserer Wahrnehmung nicht zu vertrauen?

Die Sprache unseres Unterbewusstseins ist das Fühlen, nicht das Denken und wir erfühlen viele Vorgänge sicherer, als wir sie mit unserem Verstand erfassen können.

Wenn wir lernen, unser Fühlen zu entwickeln und seiner Wahrnehmung zu vertrauen, wenn wir also mit unserem Unterbewusstsein verbunden sind, dann wird sich auch unsere Körperwahrnehmung grundlegend verändern.

Die Ursachen und deren Lösung

Wenn ich davon ausgehe, dass Menschen sich bis zum heutigen Leben schon sehr viele Male in einem menschlichen Körper inkarniert haben, und dabei jeder Einzelne in jedem einzelnen Leben ganz individuelle Erfahrungen gesammelt hat, dann leuchtet es sofort ein, dass die innere Ursache einer Erkrankung nichts anderes sein kann, als individuell verschieden.

Es ist anzunehmen, dass schwerwiegenden Erkrankungen auch schwerwiegende Erlebnisse zugrunde liegen und ich möchte behaupten, dass schwerwiegenden chronischen Erkrankungen, Suchtproblemen oder auch Depressionen immer auch Traumata im jetzigen Leben vorangehen, auch oder gerade wenn wir diese nicht erinnern oder uns die Zusammenhänge nicht bewusst sind.
Mit Sicherheit gibt es dabei immer Verknüpfungen zu traumatischen Erlebnissen in Vorleben, bzw. einer Folge von Leben in verschiedenen Körpern und Umständen, in denen sich das zugrunde liegende Muster entwickelt und verfestigt hat.

Als ich begann mich mit meiner Erkrankung auseinanderzusetzen, hatte ich viele Argumente:
Argumente dafür, warum ich nicht zum Arzt gehen wolle, Argumente für meine Entscheidung, mich nicht „vergiften und verstümmeln" zu lassen, Argumente gegen schulmedizinische Denkweisen und Behandlungsmethoden.
Viele dieser Argumente halte ich bis heute für einleuchtend, der Grund jedoch, warum ich all diese Argumente suchte und fand, warum ich alle angebotenen Systeme auf ihre Logik, ihre Folgen und ihre Zielsetzung überprüfte, waren meine Angst, meine verlorene Fähigkeit zu vertrauen und die im Unterbewusstsein befindlichen traumatischen Erfahrungen.

Wir manifestieren nicht Krankheiten in unserem Körper, um uns zu zerstören, sondern es geschieht, weil ein Teil in uns in der Manifestation dieses Symptoms einen Vorteil sieht, so wenig nachvollziehbar uns dies im ersten Moment erscheinen mag.

Nicht unsere Symptome halten sich an uns fest, sondern wir halten fest an unseren Symptomen, auch wenn dies natürlich völlig unbewusst geschieht.

Dies ist ein wichtiger Punkt: Denn so lange ich glaube, ich sei von Krankheiten „befallen", bin ich ihnen ausgeliefert und muss Methoden finden, die Symptome zu „bekämpfen". Wenn ich mir aber bewusst werde, dass ich selbst meine Symptome manifestiere, dann sind sie mein eigenes Produkt und damit Teil meines Lebens- und Wachstumsprozesses.

Jedes Symptom wird sich auflösen, wenn der tiefer liegende Grund, der Vorteil, weswegen es existiert, nicht mehr besteht. Und ich behaupte damit nicht, dass es einfach sei, diesen Vorteil zu finden und zu lösen.

Die Zusammenhänge sind häufig komplex: Es kann Gründe geben, etwas zu manifestieren, es kann ganz andere Gründe geben, eine Manifestation aufrechtzuerhalten und es kann wiederum andere Gründe geben, die eine Heilung verhindern.

Jedes Mal gibt es einen unbewussten Teil, der in der Manifestation des Symptoms einen Vorteil sieht, der möglicher Weise dieses Symptom für überlebenswichtig hält, auch wenn dies im heutigen Kontext absurd erscheint.

Ein Beispiel:

Wenn ich in einem Vorleben die Erfahrung gemacht habe, dass ich sterbe, nachdem ein Symptom verschwindet (wie auch immer und was auch immer und auch, wenn dies nicht die wirkliche Ursache war), dann wird dieser Teil Heilung unbedingt verhindern, wenn er glaubt, dass das Verschwinden von Symptomen den Tod zur Folge hat. Wenn ich diesen Teil finde, indem ich in die Schichten des entsprechenden Vorlebens gehe, mir die Umstände dieses Lebens und seiner Todesstunde anschaue, dann war es dort möglicher Weise die Wahrheit, dass das Verschwinden eines Symptoms den Tod zur Folge hatte, oder auch nur, dass der Tod zur selben Zeit eintrat, als das Symptom verschwand, auch wenn dies keine Folge war.

Wenn ich weiß und fühlen kann, was zu diesem Glauben geführt hat, dann kann ich auf allen Ebenen meines Bewusstseins erkennen, dass die Umstände heute andere sind, dieser Glaube kann sich auflösen und es wird möglich, das unbewusste Festhalten an Symptomen zu beenden.

18.1.06

Ich bin immer noch im Besitz meines Tumors, er hat sich immer noch nicht in meinem Körper ausgebreitet, ich fühle mich immer noch energiegeladen und sehe immer noch aus, wie das blühende Leben.

Nach wie vor bin ich der Überzeugung, dass in mir das Potential ist, diesen Krankheitsprozess umzukehren, in jedem Stadium.
Zweimal bekam ich bereits einen Vorgeschmack dieses Potentials: Ein Teil des Tumors verblasste, wurde weich und die obersten Zellschichten starben ab. Die Tatsache, dass dieser Prozess wieder stoppte und der Tumor weiter wuchs, zeigt mir nicht, dass es „doch nicht möglich" ist, es zeigt mir nur, dass es Teile in mir geben muss, die in Angst geraten, wenn der Tumor tatsächlich verschwindet.
Es muss einen Vorteil geben.

Es ist mir wichtig, dass ich „von innen heraus" heilen kann, ich möchte wissen, wo die Ursachen liegen, und ich möchte sicher sein, dass meine Heilung von Dauer ist. Ich möchte unversehrt daraus hervor gehen: Reicher, nicht ärmer.
Im Moment habe ich keine Veranlassung von meiner Überzeugung abzu-weichen, auch wenn jeder Rückschlag mich erneut an meine Grenzen bringt.

Mit meinem Therapeuten habe ich mehrere Vorleben bearbeitet, die in Bezug zu meinem Tumor stehen, wir haben meine letzte Operation angeschaut und meine Geburt.

Mit 24 Jahren hatte ich mir zwei „gutartige" Gewebeknoten aus der rechten Brust entfernen lassen, die selbe Brust, in der heute der Tumor wächst. Damals habe ich den Ärzten vertraut, was danach nicht mehr der Fall war.

Es hat sich gezeigt, dass ich mehrmals in meinem Leben in Situationen absoluter Wehrlosigkeit sexuellen Missbrauch durch Ärzte erfahren habe: Unter Narkose, im Anschluss an jene Operation, und nach meiner Geburt, in den ersten Stunden und Tagen meines Lebens. [1]

Wir konnten das Muster, das Ärzte mit sexuellem Missbrauch verknüpft, in mehreren Vorleben wieder finden, sahen, wie es entstand und wie es sich verfestigte, bis Missbrauch durch Ärzte sogar als Vorraussetzung für meinen Lebenswert deklariert wurde.

Aus dieser Erfahrung heraus entstand offensichtlich erstens der Glaubenssatz in mir, dass Ärzte Menschen sind, die mich missbrauchen und zweitens der, dass ich nur einen Lebenswert besitze, wenn ich von Ärzten missbraucht werde.

Dass sexueller Missbrauch in diesem Leben zu einer meiner ersten Lebenserfahrungen werden konnte, ist also bereits eine Folge von Missbrauch, der mir in verschiedenen Vorleben widerfuhr.

Wenn ich die Situation des Missbrauchs hier aus meiner Geschichte heraus erkläre, also ausgehend von der inneren Struktur des Opfers, bedeutet dies nicht, dass ich die Tat des Täters verharmlose, denn das Vorhandensein eines Energiefeldes, das Missbrauch ermöglicht und das Begehen von Missbrauch sind zwei verschiedene Dinge: Die Tat liegt immer in der Entscheidung des Täters, der die Schutzlosigkeit seines Opfers benutzt.

Die Grundstrukturen der Familie in die ich hineingeboren wurde, passten zu meinem Muster, dass meine Lebensberechtigung von der Erfüllung der Wünsche anderer abhängig sei. In der Folge konnte ich nicht wahrgenommen werden, als die, die ich bin, sondern nur, als die, die ich hätte sein sollen.

Bereits meine Zeugung wurde (unbewusst) mit einer Aufgabe verknüpft, die nicht erfüllbar sein konnte.

Programme, die so tiefsitzend sind, bedeuten immer, dass wir einen Teil in uns tragen, der sie für wahr hält, wie unsinnig sie auch sein mögen. Dieser Teil fühlt sich schuldig, wenn er es nicht erfüllen kann. Auch dies ist eine Form von Missbrauch, auch wenn er zumeist unbewusst geschieht.

Ich bin mir heute sicher, dass wir die Ursachen der Entstehung meines Tumors aufgelöst haben, was nach wie vor besteht, ist der Teil, der an diesem Symptom, da es nun einmal da ist, unbedingt festhalten will. Es ist nicht leicht, täglich zu sehen, wie der Tumor wächst, nicht in Panik zu geraten, wenn er manchmal blutet, zu ertragen, dass er ständig nässt, und, da auch permanent Zellen absterben, den Verwesungsgeruch, den er verströmt.

Ich bin froh, dass ich immer Menschen in meiner direkten Nähe habe, die mich unterstützen, die nicht an Heilung zweifeln und die mich jedes Mal wieder positiv begleiten, wenn ich drohe in Verzweiflung zu geraten.
Es wäre eine Illusion, zu glauben, dass ein solcher Prozess immer von Zuversicht getragen ist.

Es ist mir wichtig, zu sagen, dass ich diesen Prozess nicht begonnen habe aus Mut, sondern aus Angst: Niemand wird sich so leicht in Narkose begeben, wenn die vorangegangene Narkose mit sexuellem Missbrauch endete und dem Versprechen des Täters auf ein nächstes Mal. Wir tragen solche Erfahrungen mit uns, auch wenn sie durch die Narkose unserem Bewusstsein normaler Weise nicht zugänglich sind, ebenso wenig, wie die damit verbundenen Ängste.

Ich bin überzeugt davon, dass der Weg, den ich bis heute gegangen bin, für mich der „Richtige" ist – und vor allem der einzig mögliche.
Deswegen bin ich auch sicher, dass jeder nur den Weg gehen kann, der ihm möglich ist, und nicht einen, den andere ihm empfehlen.

Da dieser Text in so kurzer Zeit aus mir heraus floss, als Moment-aufnahme, ist meine Verfassung nicht wesentlich anders als zu Beginn: Mein persönlicher Teil des Textes bleibt im Prozess, dessen Ende wir nicht kennen.

So ist das Leben.

---

[1] abgesehen von diesen speziellen Umständen ist das Opfer natürlich immer wehrlos, wenn es missbraucht wird, wenn nicht durch objektive körperliche Hilflosigkeit, dann infolge von Gewaltanwendung oder Manipulation durch den Täter oder aufgrund des hervorgerufenen Schockzustandes.

LEBEN HEISST ATMEN:

EINATMEN – AUSATMEN,

EMPFANGEN – GESCHEHEN LASSEN

(ANTHAKARANA)

Teil 2

4.2.06

Anthakarana erklärte mir, dass es notwendig sei, dass ich für die Heilung meines Tumors ärztliche Hilfe in Anspruch nehme, um die Erfahrung zu machen, dass es möglich ist, von dieser Berufsgruppe nicht nur Missbrauch, sondern auch Heilung zu erfahren.
Ich habe mich entschieden, meinen Körper für diesen Bewusstseinsschritt zur Verfügung zu stellen, nicht als Opfer, sondern in Hingabe an diesen Prozess.

Es macht mich traurig, dass ich durch all dies gehen muss und es macht mir Angst, aber wenn es für meinen inneren Wachstumsprozess notwendig ist, dann kann ich mich jetzt dafür entscheiden, diesen Schritt zu gehen.

3.3.06

Es wurde in den letzten Wochen zunehmend deutlich, dass es so nicht mehr lange weitergehen konnte, der Tumor wurde größer und schwerer (er hat mittlerweile deutlich mehr als 10 cm Durchmesser) und beginnt auf mein Brustgewebe zu drücken, so dass absehbar ist, dass es hier zu einem Druckschmerz kommen wird.

Mein Lösungsprozess ist soweit fortgeschritten, dass ich mir sicher bin, dass dieser Tumor nicht wiederkehren wird. Wenn es für mich also möglich gewesen wäre, allein auf der psychischen Ebene diese Manifestation zu beenden und zurückzubilden, so wäre dies bereits geschehen.
Ich bin nach wie vor der Überzeugung, dass dies grundsätzlich möglich sein kann, es wird jedoch immer deutlicher, das es in meinem Fall nicht so ist.

Meine zugrunde liegenden Traumata sind nicht rein psychisch, nein, es sind auch traumatische Erfahrungen des Körpers.
Dies ist ein wichtiger Aspekt: Offensichtlich muss jedes Trauma auf allen Ebenen gelöst werden, auf denen es entstand. Wenn es sich also um ein psychisches Trauma handelt, so kann es auf der psychischen Ebene gelöst werden, handelt es sich aber um ein Trauma, das neben der psychischen Ebene auch die körperliche Ebene betrifft, so benötigt auch der Körper eine neue, positive Körpererfahrung.

In meinem Fall handelt es sich um psychisch und körperlich traumatische Erfahrungen mit Ärzten in Kliniken, die in der Folge eines Musters geschahen, das sich über mehrere Vorleben zu verschiedenen Zeiten gebildet und verfestigt hatte.
Erst jetzt, nachdem dieses Muster gelöst ist, ist es mir möglich, neue, positive Erfahrungen mit Ärzten zu machen und ich merke, wie ich jetzt

Ärzten begegnen kann, die offener, achtsamer und hilfreicher sind, und dass ich in der Lage bin, meine Grenzen zu wahren.

Anthakarana bejahte meine Frage, ob es für mein seelisches Wachstum notwendig sei, auf der körperlichen Ebene neue, positive Erfahrungen mit Ärzten zu machen – und das ist für mich der einzig akzeptable Grund, mich für eine Operation zu entscheiden. Und obwohl ein Teil von mir nur zu gerne ein Nein gehört hätte, war ich auch erleichtert.

Es ist wahr, dass mich die Vorstellung, mich in die ohnmächtige Situation einer Narkose zu begeben, in absoluter Hilflosigkeit in die Hände von Ärzten, nach wie vor in Todesangst versetzt, obwohl ich die Ursachen jetzt kenne. Im Unterbewusstsein ist das Muster gelöst, das Bewusstsein hat die Zusammenhänge erkannt, aber der Körper hat dieser Erfahrung noch nichts entgegenzusetzen: Erst, wenn mein Körper in ähnlicher Situation wie der des Traumas neue, positive Erfahrungen machen konnte, wird das Trauma auf allen Ebenen gelöst sein können.

Ich habe mich dafür entschieden, meinen Tumor von einem Chirurgen in Wien entfernen zu lassen, der mit einem Vereisungsverfahren arbeitet. Dieses Verfahren ermöglicht es, das gesunde Gewebe um den Tumor herum weitgehend zu erhalten.
Offensichtlich gibt es doch Wege, die ohne Chemotherapie und operationsbedingte Behinderungen auskommen und ich bin froh, dass mir diese Möglichkeit jetzt offen steht.

Ich fühle Erleichterung über diese Entscheidung, denn ich weiß, dass diese neue Erfahrung viel in mir bewegen wird, auch wenn ich dazu mitten durch meine größten Ängste gehen muss.
Es ist der größte Konflikt meines Lebens: Der Mangel an Vertrauen, ausgelöst durch den Vertrauensbruch von Ärzten. Und die einzige Möglichkeit,

Vertrauen wiederzuerlangen (auch Vertrauen in mich selbst), scheint zu sein, dass ich in einer Situation, die es mir nicht ermöglicht zu kontrollieren, heilsame Erfahrungen mit Ärzten mache.

So lange ich kontrollieren kann, werde ich niemals vertrauen, dafür habe ich keinen Grund.

Ich bin froh, dass ich dies nicht alleine durchstehen muss, Anthakarana begleitet mich und schickt mir Menschen nach Wien – auch dies ist eine neue Erfahrung für mich. Das Gefühl, mich überall alleine „durchkämpfen" zu müssen, ist ebenso Teil meines Traumas, wie das Gefühl, in meinem weiblichen Körper nicht sicher zu sein.
Wenn ich die körperliche Erfahrung gemacht haben werde, dass ich selbst in Ohnmacht vor Übergriffen sicher bin, dann wird sich mit Sicherheit auch mein zwiespältiges Gefühl für meine Weiblichkeit bewegen können.

Die Größe des Tumors spielt in diesem Zusammenhang keine Rolle und auch das möchte ich noch einmal deutlich machen: Keine der „Prophezeiungen" die mir gemacht wurden und keine der üblichen Befürchtungen ist eingetreten: Ich sehe immer noch aus wie das blühende Leben, fühle mich immer noch kraftvoll, mein Blutbild ist so normal, dass man nicht annehmen würde, dass ich krank sei, ich habe (inzwischen sogar nachweislich) keine Metastasen[2] in meinem Körper und mein Tumor ist (ebenfalls durch CT nachgewiesen) nach innen sehr gut abgegrenzt (zum Erstaunen des Radiologen). Ich leide nicht unter Auszehrung oder Kräfteverfall, und ich befinde mich weit weg davon in einen lebensbedrohlichen Zustand zu geraten.

---

[2] es gibt keine Metastasen, es gibt Folgekonflikte, Vertiefung der Traumata und Resignation.

Die Ebene der Körpererfahrung

Beinahe wäre ich dem Dogma verfallen, dass über die Lösung der psychischen Ursachen alles geheilt werden kann.
Dies erweist sich als Trugschluss. Ich erfahre es an meinem eigenen Körper. Die Seele, nicht die Psyche, ist in der Lage alles zu „heilen" und sie verwendet für ihren Wachstumsprozess alle Ebenen die sie bewohnt.

Ich lerne also zu unterscheiden, welcher Art das Trauma ist, das dazu führt, dass jemand eine Krankheit manifestiert. Ich konnte meinen Husten heilen darüber, dass ich lernte, meine Angst zu fühlen – das ist der klassische psychische Vorgang: Ein Symptom, das entsteht, aus der Unterdrückung eines Gefühls. Dies kann auf der psychischen Ebene gelöst werden und nur da.

Bei meinem Tumor liegt der Fall anders, hier handelt es sich nicht „nur" um ein unterdrücktes Gefühl oder ein unbewusst gebliebenes Ereignis, das angeschaut und aufgelöst werden will, hier handelt es sich auch um eine Erfahrung die der Körper gemacht hat[1].
Eine Persönlichkeit kann sich nicht sicher fühlen in einem Körper, der schmerzvoll Gewalt, Grenzüberschreitung und tiefste Verunsicherung erfahren hat. Diese Persönlichkeit möchte früher oder später die Erfahrung machen, dass ihr Körper ein sicherer Ort ist.

Dies könnte erklären, warum es den einen Menschen gelingt, ihre Erkrankung über die Psyche zu lösen und den anderen nicht – und warum es manchen gelingt, durch körperliche Therapie zur Heilung zu gelangen und anderen nicht. Wenn man dies nicht mit einbezieht, sind diejenigen, denen es nicht gelingt unter dem jeweils herrschenden Dogma das Manifestieren von Symptomen zu beenden, voller Verzweiflung und voller Schuldgefühle: Sie glauben, zu versagen oder resignieren.

Es ist also wieder eine Lektion offen zu bleiben, das Geschehen individuell zu betrachten und alle Möglichkeiten einzubeziehen. Die Erweiterung des Bewusstseins kann einen Menschen in allen Bereichen begleiten, bei der Lösung psychischer Ursachen und in Vorbereitung der Lösung im Körperlichen, falls dies notwendig wird.

Für mich war es unerlässlich, die Ursachen zuerst auf der psychischen Ebene zu lösen, weil dies überhaupt erst die Voraussetzung für eine Lösung im Körperlichen bildete.

Manchmal sitzt die Lösung da, wo es am meisten weh tut (wahrscheinlich ist das sogar meistens so) und dies kann nicht in Hingabe, d.h. in der Bejahung, geleistet werden, solange das Trauma auf allen Ebenen aktiv ist.

Wenn es mir nicht möglich ist, den Vorgang zu bejahen, dann agiere ich möglicher Weise in Resignation, in Verneinung und dadurch kommt es nicht zu einer Lösung, sondern schlimmsten Falls zu einem erneuten Trauma, das heißt, die „Krankheitsmuster" werden weiter verfestigt.

Es ist ein wesentlicher Unterschied, ob ich im Rahmen einer ärztlichen Therapie die Verantwortung für mich selbst abgebe und in Resignation gehe, weil ich glaube, keine Wahl zu haben, oder ob ich mich in Verantwortung für mich selbst für eine Therapie entscheide.

---

[1] „Alles, was physisch gebunden wurde, muss physisch gelöst werden, das ist ein Gesetz" (Anthakarana)

4.3.06

Gestern ließ ich die Computertomographie machen, die der Chirurg zur Vorbereitung der OP benötigt (verschiedene andere Untersuchungen, die üblicher Weise gemacht werden, habe ich abgelehnt, weil sie nicht notwendige Voraussetzung für den Eingriff waren).

Ich habe diese Untersuchung als sehr anstrengend empfunden.
Meine innere Anspannung war so groß, dass meine Arme begannen zu zittern. Ich meditierte „empfangen – geschehen lassen" und wiederholte mir immer wieder, dass diese Untersuchung gut für mich ist, weil sie mich dem Ziel näher bringt, mich von diesem Tumor zu lösen.

Und obwohl ich das sichere Gefühl hatte, dass meine Befunde gut sein werden, saß ich im Wartebereich und überlegte mir, was ich denn mache, wenn sie nicht gut sind und ob es nicht überheblich sei, zu behaupten, ich wisse das.

Wie mag es erst Menschen damit gehen, die die schlimmsten Befürchtungen haben?

Der Zustand des Schocks

Jede Untersuchung unseres Gesundheitszustandes ist zwiespältig: Zum einen leiden wir möglicher Weise an einer Erkrankung, deren Art und Umfang der Arzt nur durch Untersuchungen erfassen kann, zum anderen impliziert jede Untersuchung ihr schlimmstes mögliches Ergebnis.

Wenn wir nicht Angst hätten, krank zu sein, würden wir uns nicht untersuchen lassen. Jede Untersuchung[1] ist also mit Ängsten verbunden. Ist das schlimmste zu erwartende Ergebnis lebensbe-drohlich oder mit der Vorstellung der Unheilbarkeit verbunden, so kann uns bereits die Ankündigung der Untersuchung in einen Zustand des Schocks versetzen. Vielen Ärzten scheint heute nicht bewusst zu sein, wie leicht Menschen in Schock geraten können, dass ein Patient, mit dem sie gerade sprechen, sich möglicher Weise im Schock befindet, und dass niemand in der Lage ist, unter Schock eigenverantwortlich zu entscheiden.

In der Medizin wird Schock als Zustand verschiedener Körpersymptome diagnostiziert – dies ist nicht der Schock, von dem ich hier spreche, auch wenn diese Körpersymptome ein möglicher Ausdruck des emotionalen Schockzustandes sein können.

Der Zustand des Schocks, von dem ich hier spreche, ist ein psychischer Vorgang: Er ist das Phänomen, bei dem wir unser nicht materielles Sein aus unserem materiellen Sein (unserem Körper) zurückziehen, um die Geschehnisse, die gerade passieren ertragen zu können (z.B. Schmerz, Angst). Unter Schock sind wir weniger mit unseren Gefühlen verbunden, wir spüren sie nicht. Dies kann in kurzen Momenten und in kleinem Umfang geschehen, oft ohne dass wir es bemerken oder auch, z.B. in Todesangst, bis zur körperlichen und emotionalen Lähmung führen.

Wenn ich mich in einer Situation befinde, in der ich nicht mehr handlungsfähig bin[2], obwohl ich die Möglichkeit dazu hätte, zu handeln, dann bin ich bereits im Schock.

Alle Erfahrungen von Todesangst, die wir in unserem heutigen oder unseren früheren Leben hatten, können dazu führen, dass wir bei heutigen Erlebnissen, auch wenn sie nicht lebensbedrohlich sind, in Schock gehen, weil der Teil in uns, der diese Erfahrung gemacht hat, glaubt, dass wir in Lebensgefahr sind.

Im Zustand des Schocks (dazu gehören alle Zustände des eingeschränkten Bewusstseins, auch künstliche, wie die Narkose) sind wir nicht in der Lage, die Realität zu erkennen. Wir können nicht unterscheiden, zwischen dem, was von außen auf uns einwirkt und dem, was unsere innere Wahrheit ist. Die Sätze, die wir hören, übernehmen wir unter Schock ungefiltert, so dass wir in der Folge tatsächlich tief in uns glauben, es sei so.

Die Gefahr, dass die Prognose des Krankheitsverlaufes, die der Arzt seinem Patienten unterbreitet, bei diesem als Glaubenssatz integriert wird, weil er sich im Schock befindet, ist also immens und kann in der Folge dazu führen, dass sich diese Prognose erfüllt.

Stellen Sie sich vor, ihnen wird prognostiziert, dass Sie nur noch wenige Wochen zu leben haben, das wird Sie auf jeden Fall in Schock versetzen, und stellen Sie sich dann vor, was geschieht, wenn dies Ihre innere Überzeugung ist. („Was für ein guter Arzt das ist, er konnte genau vorhersagen, wann dieser Mensch stirbt!")

Bei allen Maßnahmen, die mir von Ärzten bisher im Zusammenhang mit meiner Tumorerkrankung empfohlen wurden, wurde mir in Aussicht gestellt, zu sterben, wenn ich diese Maßnahmen ablehne.

Ich rede also nicht nur von einer Diagnose, die verschiedenste Todesvorstellungen in mir wachruft, von Untersuchungen, die die Möglichkeit des schlimmsten Falles in sich tragen, sondern, ich rede von einer konkreten, nicht selten wörtlichen Todesandrohung.

Da muss ich sehr abgeklärt sein, wenn mich dies nicht in Schock versetzt. Ein Arzt, der mir sagt, dass ich sterben werde, wenn ich seine Therapie ablehne, benutzt (bewusst oder unbewusst) den Zustand des Schocks, in den er mich damit versetzt, um mich in seinem Sinne zu manipulieren, denn im Zustand des akuten Schocks bin ich nicht mündig.

Ein weiteres Problem von Untersuchungen ist (neben Laborfehlern und dergleichen), dass wir gelernt haben, sie höher zu gewichten, als unser Gefühl:

Zeigt die Untersuchung einen bedenklichen Befund, dann ist es sehr schwer, zu sagen: „Keine Sorge, übermorgen ist das wieder weg" oder „ich weiß aber, dass es nicht so schlimm ist, wie es aussieht" oder „ich fühle mich aber nicht so krank, wie Sie sagen". Ihr Gefühl ist für den Arzt nicht messbar und er wird dem in der Regel keine Relevanz beimessen.

Vielleicht ist es in diesem Zusammenhang hilfreich, sich bewusst zu machen, dass jedes Körpersymptom bereits geraume Zeit vor seinem Erscheinen eine Parallele im Energiefeld hat und möglicher Weise schon sehr lange eine Ursache in der Persönlichkeit.

Der körperliche Befund kann also keine Aussage über den Gesamtvorgang machen. Alle Vorgänge sind im Stofflichen naturgemäß träger als im Nichtstofflichen, d.h. es ist durchaus möglich, dass eine körperliche Veränderung noch besteht, während das Energiefeld sich aufgrund der Lösung der Ursachen gerade wieder stabilisiert. Unser Gefühl kann dies erfassen, die Ergebnisse von Untersuchungen können dies nicht.

Die Gefahr, dass eine Untersuchung bzw. ihr Ergebnis Menschen in ihrem Gefühl verunsichert oder in erneuten Schock versetzt ist groß, zumal Ärzte häufig nicht trennen, zwischen dem, was gegenwärtig zu finden ist und den Schlüssen, die sie für die Zukunft daraus ziehen. Doch was in der Zukunft sein wird, wissen wir nicht.

Jedes Trauma und jeder Schock blockiert unseren Energiefluss: Wir trennen einen Teil von uns ab. Die Gefühle, die wir nicht fühlen können, weil wir sie nicht ertragen, müssen wir dann mit hohem Energieaufwand in der Verdrängung halten.

In dem Maß, in dem erneut Schockzustände hervorgerufen werden, werden Blockaden verstärkt oder neue erzeugt, d.h. die Krankheit wird vertieft oder Folgeerkrankungen werden provoziert.

Das wichtigste Anliegen sollte also sein, aus dem Zustand des Schocks herauszukommen, anstatt tiefer hinein.

---

[1] Ärzte fühlen sich meist verpflichtet, alle möglichen Untersuchungen zu empfehlen. Jeder Patient hat selbstverständlich immer das Recht Untersuchungen abzulehnen. Zu seinem Schutz und nicht weil er fahrlässig handelt (das braucht er nicht zu diskutieren), denn bei weitem nicht alle Untersuchungen sind so notwendig, unbedenklich oder aussagekräftig, wie behauptet wird.

[2] Unter Schock läuft unser individuelles Überlebensprogramm ab: Der eine kann sich nicht mehr rühren, der andere funktioniert besser als zu jeder anderen Zeit und wird in einer Katastrophe zum Retter – beides ist einfach nur ein Programm, das abläuft.

„Krankheit"

In unseren Köpfen haben sich über Jahrtausende verschiedene Vorstellungen darüber gebildet, was das, was wir Krankheit nennen, sei und wodurch diese entsteht.

Die Theorie des Befallenwerdens von Bakterien, Viren u.ä., die unserem heutigen medizinischen Standard entspricht, besitzt gegen-über den vorhergehenden Vorstellungen den großen Vorteil, dass „Krankheit" im allgemeinen nicht mehr mit „Schuld" verknüpft wird.

In unseren unbewussteren Strukturen hält sich jedoch bis heute die Vorstellung von Krankheit als „Strafe Gottes" oder Krankheit als „Fluch".

Alle Vorstellungen von Krankheit, die diese mit Schuld verknüpfen, sind aus Sätzen von außen entstanden: Vielleicht hat die Mutter zu ihrem Kind gesagt, es werde nur krank, um Aufmerksamkeit und Zuwendung zu „erpressen", und wie oft hören wir Sätze wie: „Diese Krankheit ist die gerechte Strafe, dafür dass ...", oder: „Der ist ja selbst schuld, dass er das jetzt hat, der hat ja auch immer ...!"

Zu glauben, Krankheit sei eine Strafe, resultiert aus dem Jahrtausende langen Versuch, Menschen über Angst vor Strafe zu manipulieren, in diesem Fall durch die großen Religionen, welche die „Strafe Gottes" erfanden, um Macht auszuüben.

Die Verknüpfung von Krankheit mit Schuld oder Strafe ist eine Folge von Machtmissbrauch.

Durch die Entdeckung des Zusammenhanges zwischen Krankheit und Mikroorganismen wurde es möglich, Krankheit in einen anderen Kontext zu stellen. Neue Heilmethoden wurden eröffnet und die Glaubenswelt von Schuld und Strafe geriet ins Wanken.

Doch auch wenn wir uns heute (auf der Ebene des Verstandes) nicht mehr strafenden Mächten ausgeliefert fühlen, so sehen wir uns nun von verschiedensten schwer zu vermeidenden Mikroorganismen bedroht – und bleiben damit in der Opferrolle.

Was ist „Krankheit"? Wozu gibt es „Krankheit"? Wie entsteht „Krankheit"?
Bei einem Schnupfen mag uns das Aufzählen von Bakterien möglicher Weise befriedigen, aber bei einer chronischen Erkrankung?

Ich leugne nicht, dass auch an schweren chronischen Erkrankungen Mikroorganismen beteiligt sein können und natürlich bietet dies die Möglichkeit eines Heilungsansatzes – und doch sind Viren und Bakterien überall, manche Menschen „bekommen" sie und andere nicht, aus welchem Grund?
Wie oft sehen wir in einer Familie, wie ein Kind eine hochansteckende Kinderkrankheit bekommt und ein anderes nicht (gilt sogar für Läuse!) – dieses Erklärungsmodell ist nicht wirklich befriedigend.

Gerade bei Kindern können wir einen ganz anderen Zusammenhang beobachten: Krankheit, als Teil eines Entwicklungsprozesses.
Das Kind, das nach der Erkrankung beginnt zu sprechen, zu laufen o.ä.
Es gibt bereits viele Stimmen, die Erkrankungen von Kindern als notwendige Schritte in deren Entwicklung bezeichnen – aus welchem Grund erscheint uns diese Vorstellung in Bezug auf Erwachsene so fremd, glauben wir, dass Erwachsene sich nicht mehr entwickeln?

Krankheitssymptome sind eine unserer Möglichkeiten etwas zu integrieren. Erfahrungen, die wir gemacht haben zu bearbeiten, Blockaden zu lösen und uns für neue Erfahrungen zu öffnen. Im Kontext der Bewusstseinsarbeit ist es nicht selten, dass der Lösung von Mustern und

Traumata eine Lösung im Körperlichen folgt, die sich dann als Darm-grippe, Schnupfen oder Blasenentzündung äußert.

Der Einfluss des Unterbewusstseins auf den Körper kann sogar so weit gehen, dass Körpererfahrungen aus einem Vorleben im heutigen Leben aktiv werden:

An einem der Wochenenden an denen ich für Rückführungen in Berlin war, hatte ich bereits auf der Hinfahrt heftige Schmerzen im linken Knie, so dass ich nur noch mühsam Treppen gehen konnte. Diese Beschwerden hielten sich über das gesamte Wochenende, bis sich gegen Ende der Sitzungen herausstellte, dass ich in dem Vorleben, in dem wir gerade arbeiteten, mein linkes Bein in der Höhe des Knies verloren hatte. Wenige Tage nach den Sitzungen waren die Beschwerden wieder vollständig abgeklungen.

Möglicher Weise hätte man in diesem Knie eine Entzündung gefunden einschließlich der dazugehörigen Bakterien – hätte ich den Kontext nicht gekannt, würde ich mich gefragt haben: Warum habe ich eine Entzündung im Knie? Habe ich mich überanstrengt, eine ungünstige Drehung gemacht, zu lange in der Hocke gesessen ...? Ich wäre vermutlich nicht darauf kommen, dass mein Unterbewusstsein gerade etwas verarbeitet, noch dazu etwas, das so lange Zeit zurückliegt und nicht an diesem Körper geschah.

Wenn es also möglich ist, dass ich Schmerzen bekomme, weil mein Unterbewusstsein sich an ein traumatisches und schmerzvolles Ereignis in einem Vorleben erinnert, dann kann es nur so sein, dass auch die traumatischen und schmerzvollen Ereignisse aus meinem derzeitigen Leben in meinem Körper ihren Ausdruck finden.

So wäre „Krankheit" eine Folge unserer Muster, Erfahrungen und Traumata, eine Manifestation von Teilen unseres Unterbewusstseins –

welcher auch immer – damit das Bewusstsein den Körper lesen kann wie ein Buch und somit besser versteht, was im Unterbewusstsein geschieht. „Krankheit" ist uns also nicht feindlich, sondern Ausdruck unserer göttlichen Kreativität.

Folgen von Missbrauch

Es gibt viele Arten von Missbrauch und wir alle haben in unseren verschiedenen Leben verschiedene Arten von Missbrauch erlebt. Als Täter und als Opfer. Da wir in der Polarität leben, sind wir entweder Täter oder Opfer einer Erfahrung.[1] Und jeder Mensch erfährt beide Pole.

Die erste Folge von Missbrauch ist Misstrauen: Wie sollten wir auch vertrauen können, wenn unser Vertrauen missbraucht worden ist. Missbrauch ist immer ein Missbrauch von Macht, egal ob es sich im Detail um sexuellen Missbrauch handelt oder um Missbrauch von Liebe, von Glauben oder von Einfluss: Wenn ich keine Macht über den anderen habe, kann ich ihn nicht missbrauchen. Da wir alle in Abhängigkeit geboren werden, erfahren wir alle auch Formen von Missbrauch.

Nicht jede Art von Machtmissbrauch geschieht bewusst und in böser Absicht, es ist häufig sogar so, dass Menschen Macht missbrauchen und dabei glauben, sie seien das Opfer der Situation und nicht der Täter. Die Verstrickung in ihre eigenen Prägungen und Verhaltensmuster, die ungelöste Weitergabe von als Opfer erfahrenem Missbrauch und die Unverbundenheit, d.h. die mangelnde Einfühlungsfähigkeit, das mangelnde Mitgefühl mit der Situation des Anderen, führt dazu, dass Menschen nicht wahrnehmen können, wenn sie missbrauchen.
Jede Form von Missbrauch entsteht immer in der Folge von selbst erlebtem Missbrauch.

Wenn Eltern ihren Kindern eine Täterrolle zumessen (z.B. das Kind, das alles tut um sie zu ärgern ...), dann ist dies immer Machtmissbrauch der Eltern, denn ein Kind möchte nur geliebt werden, es möchte in Aufmerksamkeit wahrgenommen werden und es liebt seine Eltern mit einer Hingabe, die Erwachsene nur schwer nachfühlen können.

Kommt zu den „normalen" Fällen von Machtmissbrauch (Missachtung, Misshandlung, Schuldzuweisung, Liebesentzug ...) noch sexueller Missbrauch hinzu, gerät das betroffene Kind noch weiter in die Isolation.

Sexueller Missbrauch ist der grenzüberschreitendste Übergriff, den wir kennen: Er überschreitet die Grenzen unseres Köpers, bemächtigt sich unserer behütetsten Körperteile und besetzt unser intimstes Gefühl.

Im Zustand des Schocks, in dem sich die Opfer während der Tat befinden, kommt es immer zu Übertragungen von Schuld („Du willst es doch auch" ...) und einer Übertragung von Gefühlen der Lust des Täters an Demütigung und Gewalt. Masochismus, Prostitution und Promiskuität sind Folgen solcher Übertragungen, Folgen von Missbrauch: Unter Schock integrieren wir Sätze und Gefühle von Außen als unsere innere Wahrheit.

Der Umstand, dass wir alle, ohne Ausnahme, Erfahrungen mit sexuellem Missbrauch haben, (wenn nicht in unserem jetzigen Leben, so doch in einigen unserer Vorleben) und zwar unabhängig davon, ob als Mann oder als Frau, erschwert häufig die Wahrnehmung und den Umgang mit sexuellem Missbrauch.

Wenn ich meine eigenen Missbrauchserfahrungen leugne, um sie zu ertragen, werde ich nicht in der Lage sein, Missbrauch zu erkennen. Erst wenn ich bereit bin, mir meiner eigenen Verletzungen bewusst zu werden, kann ich offen damit umgehen: In Mitgefühl, nicht in der Verleugnung.

Sexueller Missbrauch ist nicht die Ausnahme, er ist Jahrtausende alter Bestandteil menschlicher Erfahrung. Er war und ist nicht selten kulturell legitimiert[2] und auch in unserer Gesellschaft heute weiter verbreitet, als allgemein behauptet.

Die Folgen, unter denen Menschen, die sexuellen Missbrauch erfahren haben, leiden können, sind vielfältig und zwar unabhängig davon, ob der Missbrauch erinnert wird, oder nicht: Tiefsitzendes Misstrauen, Wut, Depression, Angstzustände, Suchtverhalten, chronische Erkrankung u.a. können in Folge dieses Traumas entstehen.

Den Angehörigen eines missbrauchten Kindes ist diese Tatsache häufig nicht bewusst und u.U. bewerten sie das traumatisierte Kind als unangemessen ängstlich, schwierig oder aggressiv.
Erfährt das Kind in der Folge Ausgrenzung, Unverständnis und Missachtung, so ist auch dies eine Folge des Missbrauchs und verschlimmert seine Situation wesentlich.
Geschieht der Missbrauch in der Familie, ist es eingebunden in eine Struktur aus Bedrohung, Beschwichtigung, Verleumdung, Verdrängung und Schuldgefühlen – weitreichender kann das Gefühl der Verwirrung und die Isolation nicht sein.

Die Folgen von Missbrauch sind also sehr viel umfassender, als wir dies im Allgemeinen wahrnehmen und gehen in der Regel einher mit der Notwendigkeit, Gefühle zu unterdrücken – um zu überleben.
Die Gefühle jedoch, die wir nicht wahrnehmen, können sich in unserem Körper, unserer Zellstruktur äußern.
Alles, was im Immateriellen verdrängt wird, wird früher oder später im Materiellen seinen Ausdruck finden, in welcher Weise auch immer.

Ein Tumor ist sozusagen die klassische Form einer veränderten „Programmierung" der Zellstruktur, die in der Zellerinnerung gespei-chert hat, was unser Bewusstsein verdrängt. Der Tumor ist der direkte Aus-

druck unserer unterdrückten Gefühle, er „erzählt" von unseren Traumata – und das tut er, solange sie im verborgenen wirken.
Gefühle, die wir fühlen, befinden sich im Fluss unseres Lebens und werden keine Körpersymptome hervorrufen.

Sind wir in der Lage, unsere unbewussten Erlebnisse und Gefühle in unser Bewusstsein zu heben, indem wir unser Bewusstsein und unsere Wahrnehmung erweitern, wird dem materiellen Ausdruck die immaterielle Grundlage entzogen. Die Zellen können dann zu ihrer gesunden Funktion zurückkehren.
Tumore der Brust oder der Gebärmutter sind immer Ausdruck von Konflikten oder Traumata des Weiblichen[3] und ich möchte das Ausmaß dieser Erkrankungen heute als Folgen der Jahrtausende langen Unterdrückung, des Missbrauchs und der Missachtung des weiblichen Lebensflusses bezeichnen.

Die heute anerkannten medizinisch-psychologischen Richtungen halten die psychischen Folgen sexuellen Missbrauchs für „nicht heilbar" und in Ermangelung von Hilfsmöglichkeiten werden Menschen in (willkürlich definierte) Krankheitsbilder eingruppiert (z.B. Borderlinesyndrom). Dadurch werden die Folgen erneut von den Ursachen getrennt.
(Die Botschaft, die neben der Anerkennung dessen, dass es jemandem schlecht geht, vermittelt wird, ist: „Du hast das Soundsosyndrom" = „Du bist krank" = „Was haben wir damit zu tun?" = „Da kann man nichts machen").

Chronische Körpersymptome werden nur sehr begrenzt als mögliche Folge von sexuellem Missbrauch wahrgenommen.

Auf dieser Grundlage ist Hilfe zur Heilung tatsächlich nicht möglich.

[1] „Du kannst dich erst entscheiden, nicht zu töten, wenn du die Erfahrung des Tötens gemacht hast." (Anthakarana)

[2] Zwangsehe, Prostitution, Sklaverei, ...

[3] Ansätze, die festlegen, dass Erkrankungen der rechten Brust dies bedeuten und die der linken jenes, halte ich jedoch für problematisch: Alle diese schönen, einfachen Lösungen greifen zu kurz und werden schnell zum Klischee.

Muster und Glaubenssätze

„WENN IHR AN EINEN FLUSS KOMMT UND AM UFER EIN BOOT FINDET, WERDET IHR DIESES BOOT ZUM ÜBERSETZEN NEHMEN, UND ES WIRD EUCH DIENEN, ABER WENN IHR DEN FLUSS HINTER EUCH HABT, NEHMT IHR DAS BOOT DANN AUF DIE SCHULTERN, UM ES DEN REST EURER REISE ZU TRAGEN?"

„WIE GROSS IST DAS BOOT?", FRAGTE ICH.

„WELCHE FARBE HAT DAS BOOT?", FRAGTE JOSUA.

„WIE WEIT IST DER REST DER REISE?", ERKUNDIGTE ICH MICH.

„IST BIFF DABEI, UM DIE RIEMEN ZU TRAGEN, ODER MUSS ICH ALLES ALLEINE SCHLEPPEN?", FRAGTE JOSUA.

„NEIN!", SCHRIE KASPAR. „NEIN, IHR NEHMT DAS BOOT NICHT MIT AUF EURE REISE. ES WAR NÜTZLICH, ABER DANN IST ES NUR EINE LAST. DAS WAR EIN GLEICHNIS, IHR KRETINS!"

AUS: CHRISTOPHER MOORE, DIE BIBEL NACH BIFF [4]

Alle Verhaltensmuster, von denen wir heute geprägt sind, sind in ihrer Entstehung Überlebensmuster, d.h.: Damit haben wir überlebt, was sonst unerträglich gewesen wäre oder uns hätte töten können.

Glaubenssätze sind Schlüsse, die wir aus Erfahrungen ziehen oder auch Sätze von außen, die während eines Schockzustandes zu uns oder über uns (oder auch nur in unserer Nähe) gesagt wurden, z.B. angesichts des Todes.
Vor allem in denjenigen Vorleben, in denen wir unterdrückt, missbraucht und misshandelt wurden oder auch eines gewaltsamen Todes starben, prägen sich Muster und Glaubenssätze in unser Unterbewusstsein ein.
Die Verhaltensweisen, die damals für unser Überleben notwendig waren, formen unsere innere Struktur: Der Teil, der mit diesem Verhalten extreme Erfahrungen überlebte, glaubt bis heute, dass dieses Verhalten unser Überleben sichert, auch, wenn unsere Lebenswirklichkeit heute eine ganz andere ist und das damals nützliche Verhalten uns heute behindert.
Mit diesem Teil leben wir immer noch in der Vergangenheit, ohne, dass wir uns darüber bewusst sind.

Wenn ich z.B. das Muster habe, dass ich nur in einer Gemeinschaft überleben kann (weil ich in einem oder mehreren Vorleben diese Erfahrung gemacht habe), dann werde ich möglicher Weise niemals eigene Wege gehen können. Ebenso, wie ich mich nicht in eine Gemeinschaft einfügen kann, wenn ich das Muster habe, nur zu überleben, wenn ich „anders" bin.
In beiden Fällen verhalte ich mich nach meinem jeweiligen Muster: Entweder konsequent angepasst oder konsequent unangepasst, was so oder so nicht immer zu meinem Vorteil sein wird und eine freie Entscheidung für oder gegen eine Handlung verhindert.

Mit den Glaubenssätzen ist es ähnlich: Wenn ich z.B. glaube, dass ich nicht zu retten sei, dann werde ich mit nichts zu retten sein, egal, was ich versuche – es sei denn, das, was ich versuche, löst diesen Glaubenssatz auf. Oder wenn ich glaube, dass ich nur alleine „durchkomme", so werde ich auf keinen Fall Hilfe annehmen können. Oder: Wenn ich glaube, dass ich nichts wert bin, dann wird es mir schwerfallen mit meinen Leistungen Geld zu erwirtschaften.

Glaubenssätze, die aus Erfahrungen entstehen, sind in der Situation, in der sie geprägt werden, leicht nachzuvollziehen:
Wenn ich z.B. in einer Gesellschaft lebe, in der ich nur Vertrauensmissbrauch erfahre, dann ist der Schluss, den ich vernünftiger Weise daraus ziehe, der, nicht mehr zu vertrauen.
Der Glaubenssatz, der daraus entsteht (in diesem Fall könnte dies sein: „Ich kann nicht vertrauen" oder sogar „Vertrauen ist nicht möglich"), wirkt dann in jeder weiteren Inkarnation in meinem Unterbewusstsein fort, d.h.: Möglicher Weise werde ich weiterhin niemandem vertrauen, auch wenn ich heute in Umständen lebe, in denen ich Menschen kenne, denen ich gefahrlos vertrauen könnte.

Glaubenssätze, die auf uns übertragen wurden, sind Sätze von Menschen, die uns umgeben, während wir uns in einem Schockzustand befinden. Da ein Schockzustand häufig mit Gewalterfahrungen einhergeht, haben wir alle Sätze der jeweiligen Täter in uns: „Du bist ja selbst schuld!" „Du willst es ja nicht anders!" „Das hast du verdient!" „Ohne mich bist du nichts wert!" „Du wirst mir niemals entkommen!" ...

Wenn ich solche Sätze als innere Wahrheit in meinem Unterbewusstsein integriert habe, ist es möglich, dass ich z.B. glaube, dass ich es verdient habe, geschlagen zu werden, weil ich böse bin, und dass der Schläger es gut mit mir meint, wenn er mich „bestraft".

Dieser Glaube ist mir dann nicht bewusst – und es wird sich mit Sicherheit jemand finden, der ihn mir bestätigt.

Das heißt, aufgrund dieses Glaubenssatzes, dieser inneren Struktur, dieser spezifischen Form meines Energiefeldes, werde ich mit hoher Wahrscheinlichkeit in Situationen geraten, in denen ich unter ähnlichem Vorwand geschlagen werde, einfach nur deshalb, weil dies dann mein passendes Gegenstück ist.

Ein anderes Beispiel:

Wenn ich in einer Situation bin, in der ich dringend etwas sagen möchte, kann es sein, dass ich schnell resigniere, wenn ich bereits den Satz „keiner hört mich" in mir trage – es ist sogar möglich, dass ich, in der unbewussten Überzeugung, dass keiner mich hört, wiederholt in Situationen gerate, in denen niemand wahrnehmen kann, was ich sage.

Und je häufiger dies geschieht, desto stärker wird in der Folge diese innere Überzeugung.

Erst wenn ich mich öffnen kann, dieses Muster aufzulösen, wird es mir möglich, neue Erfahrungen zu machen – und dies geschieht vermutlich dann, wenn es Formen annimmt, die nicht mehr zu ertragen sind.

Da solche Muster auch an der Entstehung von Erkrankungen beteiligt sind, ist es notwendig, sie zu lösen, um der Erkrankung den Boden zu entziehen.

Das Lösen der Muster kann dabei bewusst oder unbewusst geschehen, es kann jetzt notwendig werden, dies zu tun oder es ist unmöglich – dann geschieht es eben in einer späteren Inkarnation.

So oder so werden wir alle, ohne Ausnahme unsere Muster lösen[1].

---

[1] Auch, wenn immer wieder behauptet wird, dass nur die Anhänger dieser oder jener Religion ins „Himmelreich" eingehen (Macht): Es gibt keinen Ausschluss aus der Einheit des Göttlichen.

Gefühle und Verknüpfungen

Wenn wir beginnen uns bewusst zu werden, dass die Verknüpfungen, die in unserem Unterbewusstsein geschehen, sehr weitreichend sein können, werden wir mit unseren Gefühlen achtsamer umgehen.

Ein Beispiel:
Eine einfache Infusion, eine geplante Operation oder eine Betäubung kann mich in Todesangst versetzen, nämlich dann, wenn ein Vorleben besteht, in dem ich durch eine dieser Handlungen umgebracht wurde, und auch, wenn ich während oder in Folge dessen aus anderen Gründen starb.

Ist mir dies nicht bewusst (was in den meisten Fällen so sein wird), dann wird mein Verstand meine Gefühle verdrängen, denn mein Verstand und die Menschen, die mich begleiten, werden sagen: „Das ist doch nicht so schlimm!" So kann der Teil, den dies in Todesangst versetzt (und für den ist es schlimm!), nicht wahrgenommen werden, er ist abgespalten, nicht in meine Persönlichkeit integriert.

Unabhängig davon, ob ich weiß, woher solche Gefühle kommen, oder nicht, kann ich beginnen, sie wahrzunehmen. Nur wenn ich zulasse, dass ich fühle, was ich fühle, kann ich damit umgehen: „Was auch immer geschehen ist, dass mich dies in Todesangst versetzt: Heute ist die Situation eine andere."

Ich schreibe weiter vorn, dass ich mich nicht „vergiften und verstümmeln" lassen wolle – diese Formulierung ist bereits Ausdruck von gemachten Erfahrungen. Ich übertrage damit Erfahrungen von Gewalt auf eine Situation, in der versucht wird, zu heilen.

„Verstümmelung" beinhaltet mutwillige Schädigung z.B. durch Folter oder Kriegshandlungen, die Vorstellung kann mit Niederlage und Versagen belegt sein oder sogar mit dem Ende eines würdevollen Lebens. Wenn ich mir über derartige Kontexte nicht bewusst bin, kann es leicht geschehen, dass ich (in meinem Gefühl) Helfer mit Peinigern gleichsetze, oder mich als Opfer wahrnehme, obwohl ich heute zu jeder Zeit selbst über mich entscheiden kann.

Beispiele dieser Art gibt es unendlich viele, so viele, wie es verschiedene Erfahrungen gibt und verschiedene Lebensgeschichten. Zu jeder Zeit können Gefühle in uns wirken, deren Herkunft wir nicht kennen. Wir können uns einfühlen in das, was sie an Vorstellungen in uns auslösen, wir können sie wahrnehmen, fließen lassen und uns immer wieder verdeutlichen, wie unsere Wirklichkeit heute tatsächlich ist.

Teil 3

EIN MENSCH, DEM GOTT VERSPROCHEN HATTE, IHN IN SEINEM LEBEN ZU BEGLEITEN, BLICKT AM ENDE SEINES LEBENS ZURÜCK, ER SIEHT HINTER SICH ZWEI PAAR FUßSPUREN, DIE SEINEN UND DIE VON GOTT, DER NEBEN IHM GEGANGEN WAR.

DOCH IMMER, WENN ER EINE SEHR SCHWERE ZEIT SEINES LEBENS BETRACHTETE, WAR NUR EINE SPUR ZU SEHEN.

UND SO SPRACH ER ZU GOTT:

„WARUM HAST DU MICH GERADE DANN VERLASSEN, ALS ICH DICH AM ALLERNÖTIGSTEN BRAUCHTE?"

UND GOTT SPRACH:

„WIE KOMMST DU DARAUF, DASS ICH DICH VERLASSEN HABE? DURCH DEINE SCHWERSTEN ZEITEN, HABE ICH DICH GETRAGEN."

NACHERZÄHLUNG EINES GEDICHTES VON MARGARET FISHBACK POWERS, ORIGINALTEXT IM ANHANG [5]

25.3.06

Diese Geschichte habe ich einige Wochen, bevor ich mich entschieden hatte nach Wien zu fahren, im Zug gehört, auf einer meiner Fahrten zu meinem Therapeuten in Berlin. Damals wusste ich noch nicht, dass ich in Wien die Erfahrung machen würde, getragen zu werden.

Ich fuhr Anfang März nach Wien, um mir dort von dem Chirurgen Prof. Dr. Nikolai Korpan, den mir ein Arzt aus Deutschland vermittelt hatte, meinen Tumor entfernen zu lassen. Jener Arzt erklärte mir, dass der Chirurg den Tumor mit einem Vereisungsverfahren[1] entfernen würde, was gegenüber der konventionellen Chirurgie einige Vorteile aufweise.
Es war mir damals nicht bewusst, dass mein Tumor für die alleinige Anwendung dieses Verfahrens viel zu voluminös war (jenem Arzt offensichtlich auch nicht ...) und im nachhinein gesehen war dies auch besser so ...

Ein kurzes Telefonat mit Prof. Dr. Korpan in Wien, gab mir das sichere Gefühl, dass ich dort in guten Händen sein würde. Er konnte sich darauf einlassen, dass ich nicht alle vorgesehenen Untersuchungen machen lassen wollte – das war ein guter Anfang.

Anthakarana hatte drei Frauen gefragt, ob sie mich im Wechsel begleiten könnten und es war wunderbar, nicht allein zu sein. Schließlich ging es darum, neue Erfahrungen zu machen und ein Teil dieser neuen Erfahrungen war: Du bist nicht allein.
Die Lektion meines ganzen Lebens war, mit unangenehmen Situationen alleine zurecht zu kommen, irgendwie – angefangen mit den traumatischen Begleitumständen meiner Geburt.

Die Vorstellung, dass Menschen da sein würden, die alle ihre Termine absagten und nach Wien kamen, um mich durch diese schwierige Zeit zu begleiten, rührte mich fast zu Tränen und bewegt mich immer noch tief. Es ist das, was ich nie gehabt hatte: Dass jemand für mich da ist, mich hält, mich stützt.

Es ist nicht in erster Linie Ausdruck unserer Stärke, wenn wir in der Lage sind, alles alleine zu bewältigen, es ist in erster Linie Ausdruck unserer Isolation.

Ich kannte keine der Frauen mehr als vom Sehen, ich wusste nur, dass sie mit Anthakarana verbunden sind und sie würde mir niemanden schicken, der nicht hilfreich für mich wäre. Anthakarana selbst begleitete mich mit ihrer Energie und war telephonisch jeder Zeit zu erreichen.

In meinem letzten Gespräch mit Anthakarana hatten wir lange über Hingabe gesprochen, ich hatte mein Leben lang gekämpft – was vielleicht hilfreicher war, als zu resignieren, jedoch die Fähigkeit zur Hingabe nicht unbedingt erleichtert.

In Kampf zu gehen hatte all die Jahre mein Überleben gesichert, hatte mir ermöglicht, nicht aufzugeben, egal was geschah. Eine Fähigkeit, die ich nicht missen möchte, die aber nicht in jedem Fall dienlich ist (wie alle unsere Muster).

Die neue Erfahrung sollte sein, die getroffene Entscheidung in Hingabe geschehen zu lassen, mit allem, was dazu gehört.

Das bedeutet nicht, dass ich die Verantwortung für mich selbst abgegeben habe, dann wäre es nicht Hingabe, sondern Resignation („macht mit mir, was ihr wollt"). Es bedeutet, dass ich meine Entscheidungen zu jeder Zeit in der Verantwortlichkeit für mich selbst getroffen und bejaht habe, was zur Umsetzung dieser Entscheidung gehört.

Alleine wäre mir dies so nicht möglich gewesen.

¹ Hierbei wird das erkrankte Gewebe auf ca. –180° C abgekühlt wodurch die Tumorzellen absterben. Diese geniale Methode, die Prof. Dr. Korpan mitentwickelt hat, ermöglicht (neben anderen Vorteilen) das Entfernen von Tumoren, die in der konventionellen Chirurgie als inoperabel eingestuft werden oder unumgänglich mit der Amputation des betroffenen Körperteils einher gehen würden.

Der Weg der Seele

Meine Seele hatte offensichtlich entschieden, einen Tumor zu manifestieren, um mich von meinem Ärztetrauma und den dazugehörigen Mustern zu befreien, und zu dieser Befreiung gehörte, mit meinem Körper neue Erfahrungen mit Ärzten zu machen, indem sie mich von meinem körperlichen Auswuchs befreiten.

Die Hingabe bestand also zum einen in der Entscheidung, dem seelischen Weg zu folgen und diese Erfahrung zu bejahen[1] und zum anderen darin, alles zu bejahen, was notwendig war, um die Umsetzung dieser Entscheidung zu ermöglichen.[2]

Das Bewusstsein, dass meine Seele diesen Tumor manifestiert hatte, um in mir etwas zu bewegen, was anders nicht bewegt hätte werden können, und dass die Befreiung von meinem Tumor zugleich die Befreiung von meinem Muster, das Ärzte mit Missbrauch verknüpft, sein würde, dieses Bewusstsein ermöglichte es mir, diesen Vorgang in Hingabe anzunehmen.

Stellen Sie sich vor, wie anders es gewesen wäre, hätte ich den Tumor nur als etwas wahrgenommen, wovon ich befallen sei, was mich zerstören wolle oder gar als eine Strafe, als etwas, woran ich „selbst schuld" wäre!
Dann hätte ich in Kampf dagegen gehen können, wie ich das immer getan hatte, oder, wenn es nicht gelungen wäre, dagegen anzukämpfen, in Resignation.
Wir können nicht erfolgreich gegen einen Tumor ankämpfen, solange unsere Seele ihn manifestiert, weil sie etwas Bestimmtes damit bezweckt, was auch immer.

Es macht also keinen Sinn, ein Symptom zu bekämpfen, vielmehr gilt es, die dahinter stehende Botschaft zu empfangen und sich diesem Prozess hinzugeben.

Erst jetzt wird mir bewusst, dass ich zu keiner Zeit versucht habe, gegen das Symptom als solches anzukämpfen:

Ich habe meinen Körper stabilisiert, ich habe mich vor allem, was mir schädlich erschien geschützt (dafür war mein fehlendes Vertrauen zu Ärzten richtig nützlich ...) und ich habe mich auf die Suche nach den Ursachen begeben. Ich war zu jeder Zeit im Prozess, im Fluss mit meinem Leben, in der Entwicklung.

Widerstand und Abwehr hätte Stagnation bedeutet.

Es ist eine Illusion, zu glauben, wir könnten Kraft unseres Willens über unser Leben entscheiden: Jemand hat mir in Wien gesagt, ich verfüge offensichtlich über einen starken Willen – ich bin nicht sicher, ob dies von Bedeutung ist, vielmehr von Bedeutung halte ich, dass ich ihn einsetzen konnte, um mit dem zu Arbeiten, was ist, anstatt dagegen.

Unser Verstand reicht nicht aus, um zu verstehen, was wir auf einer höheren Ebene entscheiden, ebenso wenig, wie er wissen kann, was sich tief in unserem Unterbewusstsein befindet, bis wir es ins Bewusstsein heben.

Wenn unsere Seele beschließt, dass bestimmte Erfahrungen notwendig sind[3], dann wird sie die dafür erforderlichen Umstände auffinden oder erschaffen – und dies bedeutet nicht, dass wir ihr ausgeliefert sind: Denn wir sind diese Seele.

---

[1] ich hätte auch aus Verzweiflung und in Resignation meinen Tumor entfernen lassen können

[2] was nicht immer gleichbedeutend sein muss, mit dem was andere für notwendig halten, hier gibt es natürlich Entscheidungsspielraum und ich habe einige der Untersuchungen, die üblicher Weise vor einem solchen Eingriff gemacht werden, abgelehnt, weil sie für die OP nicht notwendig waren

[3] dies kann auch ein Inkarnationswechsel sein

30.3.06 (Bericht aus Wien)

Es fällt mir schwer, für meinen Aufenthalt in Wien den richtigen Erzähl-
modus zu finden: Zum einen gibt es die vielen kleinen Anekdoten, die
diese Geschichte beleben und die Stimmung wiedergeben könnten, in der
wir dort waren (z.B. wie es vor sich ging, dass das Bild von einem Mauso-
leum, das gegenüber meinem Klinikbett hing (!), bei dem Versuch es mit
einem farbigen Tuch zu verhängen, abstürzte und in den Kleiderschrank
wanderte – einen Gefallen, den uns das Kreuz neben der Tür übrigens
nicht tun wollte ... wie es kam, dass das erste Photo, das von meinem Tumor
gemacht wurde, die Kompressen zeigt, wie sie ihn abdecken ... oder wie es
gleich mehrmals passierte, dass Schwestern uns drei fragten: „Wer ist denn
nun die Patientin?" Obwohl ich als Einzige den klinikeigenen Bademantel
trug ...)
An all diese Details denke ich immer noch mit Vergnügen zurück, ebenso,
wie an den wahrhaft goldenen Humor meiner Begleiterinnen.

Dennoch möchte ich es bei diesen wenigen Andeutungen belassen (und dem
Hinweis darauf, dass wir wahrlich viel und von Herzen gelacht haben!),
denn das Anekdotische ist nicht das Anliegen dieses Buches.

Die Irritationen, die wir in vielerlei Hinsicht für einen Krankenhausbetrieb
mit uns brachten, wurden in Wien mit großer Gelassenheit aufgenommen.
Allein der Umstand, dass eine Patientin zwei ständige Begleiterinnen
mitbringt ist ungewöhnlich. Wenn diese dann noch sofort beginnen, dem
in weiß, grau und beige gehaltenen Raum eine freundlichere Note zu geben, in dem sie ihn mit farbigen Tüchern und einer Kerze dekorieren (wie
wesentlich dies war, begriff ich erst wirklich, als wir sie beim Verlassen der
Klinik wieder entfernten) und alle drei Frauen so in Freude sind, dass sie
alle anstrahlen – anstatt dass sie ihr Schicksal leidend ertragen (wie sich
das gehört[1]) ...

Ich war tatsächlich voller Freude, dort zu sein und mich nun von diesem Tumor zu befreien, der mich über so viele Monate begleitet hatte und inzwischen ein ziemlich belastendes Ausmaß annahm. Und ich konnte mir in der Tat keine glücklicheren Umstände dafür vorstellen.

Beinahe wäre das Vorgespräch mit den Ärzten in Wien gescheitert: Prof. Dr. Korpan hatte bisher nur ein Foto des Tumors gesehen und der Anblick in Natura (es wird vermutlich nicht so oft vorkommen, dass Ärzte heutzutage so einen großen Brusttumor sehen), brachte ihn dann doch kurz aus dem Konzept.
Einen Moment hatte es ihn in die schulmedizinische Grundposition zurückversetzt: Die ganze Brust muss weg, alle Lymphknoten müssen raus, danach Chemotherapie und Strahlen.
Daraufhin geriet ich in Panik, denn das war ja genau das, was ich nicht wollte, ich wollte eine reine Tumorentfernung.

Prof. Dr. Korpan und der Arzt aus Deutschland (er war nach Wien gekommen, um der Operation beizuwohnen) zogen sich zurück und wir telefonierten mit Anthakarana (der Schwerpunkt ihres Einflusses lag allerdings draußen bei dem Chirurgen). Sie riet mir: „Gib ihm den einen, vergrößerten Lymphknoten, damit er es tun kann, damit er spürt, dass Du ihm erlaubst, Dir zu helfen. Davon wirst Du keinen körperlichen Nachteil haben."
Wir waren uns beide sicher, dass alle meine Lymphknoten gesund waren und natürlich würde ich mir nicht 25 – 30 Lymphknoten entfernen lassen, nur damit dies bestätigt wird und mich dann den Rest meines Lebens mit einem ödematösen Arm herumplagen.

Prof. Dr. Korpan kam sehr sachlich wieder, es war wunderbar.
Er klärte mich vor Zeugen über die Therapie auf, die er vorgeschlagen hatte, ich lehnte dies vor Zeugen ab und unterschrieb, dass ich nur gestattete, den

Tumor im Gesunden zu entfernen sowie den einen axillären Lymphknoten, der seit vielen Wochen angeschwollen war. Alle anderen Lymphknoten sollten belassen bleiben, egal, welchen Befund der eine Entfernte aufwies (das CT zeigte, laut Radiologe, infiltrierte Tumorzellen und ich war mir sicher, dass mein Abwehrsystem diese „abtöten" würde: Das ist die Aufgabe eines Lymphknotens).

Ich weiß nicht, wie viele Ärzte ich hätte finden können, die sich auf diese unübliche Operation eingelassen hätten[2] und ich weiß auch nicht, ob es ohne Mitwirkung von Anthakarana überhaupt möglich gewesen wäre - ich für meinen Teil hätte in meiner Panik leicht in einer rechthaberischen Oppositionshaltung verharren können, die mir nicht ermöglicht hätte, für mein größeres Ziel einen gesunden Lymphknoten zu verschenken.

Ich war bereit die Entscheidung für diese Form der Operation mit meiner Unterschrift rechtlich zu verantworten und Prof. Dr. Korpan war bereit, meine Entscheidung zu respektieren, mitzutragen und mit ganzem Herzen umzusetzen.

Ich verbrachte diese Nacht vor der Operation wach in Anthakaranas Armen – ja, ich möchte dies so formulieren, so habe ich es erlebt: Eingehüllt in ihre Energie reiner Liebe.
Ich war nicht müde.
Jetzt, in der Situation völliger Hilflosigkeit, war es mir möglich, mich in tiefere Hingabe zu begeben, als ich mir jemals hätte vorstellen können, und die Energie, von der ich getragen wurde, ermöglichte mir absolutes Vertrauen.

Ich wusste, dass ich mich nun von meiner Brust verabschieden musste, denn es war nicht sicher, ob etwas davon erhalten bleiben konnte. (Tatsächlich hatte ich bis dahin noch in der Illusion gelebt, meine Brust zu behalten, dabei war der Tumor längst so groß, dass vom eigentlichen Brustgewebe gar nichts mehr vorhanden war, was man hätte erhalten können ...)

In dieser Nacht wurde das erste Mal deutlich, dass ich mich, wenn ich mich von meiner Brust verabschiede, auch gegen eine spätere Rekonstruktion entscheiden würde, was ich mir die Wochen vorher nicht hatte vorstellen können. Natürlich musste ich dies nicht jetzt entscheiden, aber ich hatte das Gefühl, sonst wäre es kein Abschied[3].

Der Tumor hatte sich in den letzten Tagen vor der Operation drastisch verändert, er machte den Eindruck, als wolle er zerfallen und roch noch viel stärker als zuvor (auf der Hinfahrt nach Wien dachten die Leute im Zug, das Abteil muffelt, dabei war ich das ...).

Am tiefgreifendsten war die Veränderung in jener friedvollen Nacht vor der Operation: Am Morgen hatte ich das Gefühl, der Tumor sei nicht mehr mit mir verbunden, als ob ich ihn hin- und herschieben könne und ich hatte das sichere Wissen, dass sie bei der Untersuchung meines Lymphknotens nichts finden würden.

Ich möchte behaupten, dass in dieser Nacht mit meiner inneren auch eine körperliche Ablösung von meinem Tumor geschah, auch wenn ich dies so nicht nachweisen kann.

All die Themen aus meinem Leben, die mit meiner Operation bearbeitet werden sollten, sind auf wundersame Weise in ihrem Umfeld aufgetaucht:

Es begann mit einem Plastikarmband, das man üblicherweise auf Säuglingsstationen verwendet, um die Neugeborenen zu identifizieren: Ich hätte es am Abend vor der Operation schon anlegen sollen, was wir auf den nächsten Morgen verschoben – und dann vergaßen ... (hat keiner gemerkt). Es ging weiter mit dem Anästhesisten (der Missbrauch unter Narkose war damals durch einen Anästhesisten geschehen), der uns auf der Fahrt zum OP im Flur abpasste, und als einziger herzlich unsympathisch wirkte. Das

„Vorgespräch", das da lautete „wollen Sie eine Narkose, ja oder nein?", fand im Aufzug statt, wo ich auch meine Unterschrift leistete. (Es war sowieso eine Farce, natürlich wollte ich eine Narkose …)

In den OP-Saal brachten sie mich über eine Art Fließband „auf die andere Seite" (versehen oder Humor?) und all dies konnte mich in keinster Weise aus der Ruhe bringen.
Ich war völlig entspannt und in Hingabe, denn ich wusste, dass mir nichts geschehen konnte: Ich lag eingehüllt in einer Energiewolke aus Liebe und Frieden (manche kommen eben auch ohne Gummischlappen und Desinfektion in einen Operationssaal …).

Ich war so sehr entspannt, dass ich bereits von der Beruhigungsspritze einschlief und der Anästhesist nach eigener Aussage nur ganz extrem wenig Narkosemittel brauchte.
Interessanter Weise war dieser Mann nach der Operation wie verwandelt: Nett, offen und interessiert – ich denke, er hat noch bei keiner Operation so wenig Narkosemittel gebraucht und er hat gespürt, dass eine andere Energie im Raum war.

In der Folge wurde ich bereits im Aufwachraum wieder ganz wach, war den ganzen restlichen Tag wach, die ganze folgende Nacht und den darauf folgenden Tag ebenfalls: Ich war nicht müde.

Die Operation war perfekt verlaufen, Prof. Dr. Korpan kam, laut Bericht meiner Freundinnen, die zu mir in den Aufwachraum durften, mit leuchtenden Augen aus dem OP: Auch er hatte sich öffnen können, für die Energie, die in diesem Raum war und er war offensichtlich glücklich über die gelungene Operation.

Als ich im Aufwachraum lag, unter einer wunderbar warmen, luftbeheizten Decke und überlegte, wo sie wohl das Stück Haut entnommen hatten, das sie aufgrund der Größe des Tumors brauchten, um die operierte Fläche zu decken, konnte ich nichts spüren – und woher auch: Da war ja auch nichts! Sie hatten, womit niemand von uns gerechnet hatte, gar keine Haut gebraucht.

In Folge meiner Entscheidung, dass ich eine „Ganzbrustentfernung" nicht erlaube, konnte die Haut von der Unterseite der Brust, die sich als gesund erwies, erhalten und hochgeklappt zum Decken der Wunde verwendet werden (die Brustwarze sitzt jetzt etwas weiter oben ...).
Nicht nur, dass ich dadurch eine Wunde weniger hatte, die Prognose für die Einheilung war so natürlich viel besser, als bei einem freien Transplantat.
Zwei Tage später erwähnte Prof. Dr. Korpan noch nebenbei, dass sie normaler Weise damit rechnen, bei einer solchen Operation zwei bis drei Bluttransfusionen zu benötigten – es wurde keine gebraucht: Eine sofortige Blutstillung war eingetreten[4].

Zu keiner Zeit nach der Operation hatte ich Schmerzen (ich nahm Arnika C 30) und die Heilung erfolgte ohne Komplikationen.
Der histologische Befund[5] zeigt einen ziemlich invasiven Typ von Tumor, der überall im Gesunden entfernt worden war und einen in allen Schnitten tumorfreien Lymphknoten. Nach sieben Tagen wurde ich als gesund entlassen, niemand redete mehr von Chemotherapie und Strahlenbe-handlung (was ich sowieso beides abgelehnt hätte) sondern man gab mir Schöllkrauttee und Vitamin C mit nach Hause.

Das war, was ich an Prof. Dr. Korpan am meisten schätzen gelernt hatte: Nicht nur, dass er von Anfang an ohne jeden üblichen Ärztedünkel auftrat und in der Lage war, meine Entscheidungen bezüglich der Operation zu respektieren und mit ganzer Hingabe umzusetzen, nicht nur, dass er über jede Menge Humor verfügte, sondern vor allem auch, dass er im sachlichen Ist-Zustand arbeitete.

Ich gehe davon aus, dass auch er, als er meinen riesigen Tumor sah, Angst hatte, dass eine Patientin vor ihm sitzen könnte, die „unheilbar" krank ist, er schien jedoch völlig von dieser Angst befreit, als sich herausstellte, dass dem nicht so war.

Und wenn in meinem „Fall" fast alles anders war, als Ärzte dies üblicher Weise erwarten, dann konnte er dies offensichtlich als bestehende Tatsache wahrnehmen, aus welchem Grund auch immer es so war, wie es war, und fühlte sich zu jeder Zeit in der Lage, mit dem jeweils gegenwärtigen Zustand weiterzuarbeiten und sich von Herzen an der guten Gesundheit seiner Patientin zu freuen.⁶

Auf meiner Heimfahrt (mein Mann holte mich ab), begann ich immer vergnügter zu werden (... es klebte überall noch ein bisschen „Wunder" an mir ...). Ich las „Die Bibel nach Biff" von Christopher Moore, ein auf liebevolle Weise sehr lustiges Buch, das mir meine Freundinnen aus Bonn mitgebracht hatten, und eine allgemeine Heiterkeit breitete sich in mir aus. (Da jede von uns eine Ausgabe von Biff dabei hatte, sind wir dem Klinikpersonal möglicher Weise als die „Biffsekte" in Erinnerung geblieben ...)

Ich begann zu fühlen, dass mit dem Tumor auch die Ursachen des Tumors von mir abgefallen waren, ich fühlte mich leicht und frei und mit mir selbst in Frieden, wie noch niemals zuvor in meinem Leben (klingt wie ein Klischee, aber so war es).
Natürlich war ich auch traurig, dass ich nun nur noch eine Brust habe. Erst zehn Tage nach der Operation hatte ich den Mut, mir anzuschauen, wie es jetzt aussieht.
Und in der Tat: Es ist traurig, eine Brust zu verlieren, jede Frau möchte natürlich zwei gesunde Brüste haben.

Ich sehe jedoch heute keine „Verstümmelung" mehr darin, sehe es nicht als etwas, das mir angetan wurde, nicht als erneute Verletzung meiner Weiblichkeit, wie ich dies einige Wochen vorher noch dachte: Es war eine Folge von Missbrauch, ja, und es war Zeichen meiner Befreiung davon und kein erneuter Übergriff.

Ich fühle mich vollständig. (Und für die, die es nichts angeht, gibt es Attrappen ...)

Die Operation hat für mich erfüllt, worum es ging: Sie war der letzte Lösungsschritt auf meinem Weg der Auflösung der Muster, die in diesem Zusammenhang wirksam waren. Ich habe die körperliche Erfahrung gemacht, dass meine Grenzen auch in vollkommener Hilflosigkeit gewahrt bleiben und ich habe erfahren, dass es Ärzte gibt, die mich in allen Belangen respektieren (und selbst wenn es nur diesen einen gäbe, war ich dort[1]).

Die größte Erfahrung, die ich dabei machen konnte, war die Erfahrung tiefer Hingabe.

Hingabe, die nicht bedeutet, dass ich meine Selbstbestimmung aufgeben musste (dann wäre es Resignation), sondern Hingabe in selbstverantwortlicher Entscheidung.

Hingabe an die göttliche Liebe, die wir alle in uns tragen und die uns zugleich umhüllt.

Ich bin sehr froh, dass ich durch die für mich so bedrohliche Situation absoluter Hilflosigkeit in einer Weise begleitet werden konnte, die mir ermöglichte, mich auf allen Ebenen für die Hingabe zu entscheiden.

Ein tiefes Gefühl der Sicherheit und neues Vertrauen in mich selbst und den Fluss des Lebens beginnt in mir zu wachsen.

---

[1] schließlich verbreitet das Christentum die Botschaft: Wer leidet kommt in den Himmel

² Das beinhaltet nicht nur ein rechtliches Risiko, sondern in einer normalen Klinik sind Ärzte nicht in dieser Weise autonom in ihrer Entscheidung, wie dies für einen Belegarzt in einer Privatklinik möglich ist.

³ Der Arzt aus Deutschland hatte dieses Thema mehrfach am Telefon angesprochen und es war zu diesem Zeitpunkt gut gewesen, zu hören, dass es Ärzte gibt, die eine gute Rekonstruktion machen. Er betonte auch jedes Mal, dass eine fehlende Brust häufig auch für die Ehemänner ein Problem sei, (um wen geht es?) und als ich später las, was eine Brustrekonstruktion aus körpereigenem Gewebe an operativem Aufwand und Risiken bedeutet, wurde mir klar, dass ich mich ohnehin nicht dafür entschieden hätte.

Und: Es ist natürlich sehr viel leichter, mit dem Verlust einer Brust klarzukommen, wenn diese über Wochen von einem riesigen Tumor dominiert war (denn dann sieht es in jedem Fall hinterher besser aus), als in Fällen, in denen eine Brust bei innen liegendem kleinem Tumor entfernt wird, also die mögliche Notwendigkeit einer solchen Maßnahme nicht sichtbar und damit nicht erlebbar war.

⁴ einige Wochen zuvor war mir nach einer unsanften Bewegung eine Ader des Tumors gerissen und es floss sehr schnell viel Blut heraus. Da es nicht schmerzte, hatte ich Angst in der Nacht unbemerkt zu verbluten und blieb wach, bis ich die Gewissheit hatte, dass das homöopathische Mittel, das ich nahm, sicher Wirkung zeigte (tat es).

Einige Zeit später arbeitete ich mit meinem Therapeuten in einem Vorleben, in dem ich verblutete – und natürlich: Auch, wenn wir verbluten, ist dies unsere Manifestation. In jenem Leben war es eine Möglichkeit gewesen, angedrohtem Schlimmerem zu entkommen.

Von da an war ich mir sicher, dass verbluten nicht mehr mein Thema ist. (Abgesehen davon wirkte, wie gesagt, noch jemand mit, bei dieser Operation ...)

⁵ Histologische Diagnose: „Bis 14 cm im größten DM haltendes, oberflächlich breit exulzeriertes, völlig dedifferenziertes invasives ductales Mamakarzinom, Stadium pT4b, pNX, G3, Proliferations-Marker K-67: hochgradig positiv, p53: stark positiv. Hercep-Test, Östrogen- und Progesteron-Rezeptoren negativ". Der Tumor war bei der Entnahme „ausgedehnt nekrotisch leukozytär infiltriert", was bedeutet, dass er sich bereits in der Zersetzung durch meine Abwehrzellen befand – das passt zu seiner Veränderung vor der Operation. Der Lymphknoten war in allen Schnitten befundfrei.

⁶ die Prognose die üblicher Weise für diesen Typ Tumor gemacht wird, wenn eine Punktion diesen Befund ergibt, ist eher schlecht, d.h. es wird davon ausgegangen, dass sich der Tumor im ganzen Körper ausbreitet und sehr schwer zu heilen ist. In diesem fortgeschrittenen Stadium gilt die Erkrankung schulmedizinisch als „nicht heilbar", d.h. tödlich.

⁷ Solange die unbewusste Überzeugung in mir wirkt, dass Ärzte mich nicht respektieren und u.U. alle meine Grenzen überschreiten, wird sich dieses Muster bestätigen.

HINGABE

IST DIE ABWESENHEIT JEDWEDEN PERSÖNLICHEN WILLENS,

EIN ZUSTAND,

DER DAS LEBEN BEJAHT, EMPFÄNGT UND GESCHEHEN LÄSST.

HINGABE IST LIEBE, IST JA; AN DAS GÖTTLICHE.

(ANTHAKARANA)

Dazwischen I

Wenn Sie mich nun fragen, wodurch es möglich war, entgegen aller üblichen schulmedizinischen Erwartungen heute so gesund zu sein, dann kann ich trotz aller Überlegungen nur sagen: Ich weiß es nicht.

Ich bin kein wissenschaftlicher Versuch und ich habe keinen Vergleich, der aufzeigt, was gewesen wäre wenn. Ich bin meinen Weg so gegangen, wie meine innere Struktur es mir ermöglicht hat, das ist alles.

Als meine Erkrankung manifest wurde, hatte ich schon seit einiger Zeit Energiearbeit gemacht, mit dem Ziel, meine Energie wieder aufzufüllen und zu stabilisieren. Auch den Tumor begleiteten wir energetisch in seiner Abgrenzung.
Ein halbes Jahr später habe ich die Homöopathie (ich war seit Jahren in konstitutioneller homöopathischer Behandlung) hinzugezogen. Das Ziel war, mich weiter zu stabilisieren, den Tumor weiterhin gut abzukapseln, sein Wachstum zu hemmen und gegebenenfalls den Prozess umzukehren.
Nach einem weiteren viertel Jahr habe ich meinen Bewusstseinsprozess, der durch Begegnungen mit Anthakarana verstärkt ins fließen kam, mit Rückführungsarbeit weiter vertieft und wiederum etwas später begann ich einen indianischen Kräutersud zu trinken, um die Giftstoffe des Tumors nach außen zu bringen und meine Abwehrzellen zu unterstützen.

Ich war von Beginn an der Überzeugung, dass mein Tumor ein lokaler Vorgang sei, habe mich von Beginn an für Therapien entschieden, die an den Ursachen arbeiten und mich nur von Menschen begleiten lassen, die meine Entscheidungen respektierten und mich in Krisen stärkten ohne mich mit Angstprojektionen, düsteren Prophezeiungen und Schuldgefühlen zu demoralisieren.

Ich habe versucht, meine inneren Konflikte und Traumata zu erkennen und aufzulösen, anstatt mich weiter darin zu verstricken, mich meinem Lebensfluss zu öffnen, anstatt ihn weiter zu blockieren.
Offensichtlich konnte ich mich so weit für diesen Vorgang öffnen, dass ich immer wieder Menschen begegnet bin, die mir hilfreich zur Seite stehen konnten. Darüber bin ich sehr froh.

Meine Erkrankung ist Teil eines tief greifenden Wandels, den ich vor längerer Zeit begann und der auch jetzt mit Sicherheit nicht beendet sein wird: Es gibt noch viele Verstrickungen und Muster die ich löse, viele eingefahrene Strukturen, von denen ich mich befreien möchte.

Bei allem, was ich hier schreibe, möchte ich nicht missverstanden werden: Ich rate niemandem, seinen Tumor wachsen zu lassen, solange er Lust hat und ich behaupte nicht, dass dies keine schwer-wiegenden Folgen haben kann: Dies war der für mich notwendige, heilsame und einzig mögliche Weg – wer sich früher von einem Tumor lösen kann, der tue dies, wie auch immer.

Meine persönliche Geschichte erzählt von dem Potential, das uns Menschen zur Verfügung stehen kann, wenn wir in Liebe begleitet werden, in Verbundenheit mit dem Fluss des Lebens und davon, dass viel mehr möglich ist, als wir im allgemeinen annehmen.

Mein Weg ist nur einer von vielen, indem ich ihn erzähle eröffne ich Möglichkeiten, mehr nicht.

Teil 4

8.5.06 (Rückkehr des Alltags)

In den letzten Wochen habe ich das gute Gefühl, mit dem ich aus Wien gekommen bin, ziemlich verloren. Die ersten Wochen nach Wien war ich in gewisser Weise „selig" gewesen, ja, einige Leute sagten mir unabhängig voneinander, dass ich auch anders aussähe.
In mir war tiefer Frieden.

Viele Prozesse sind in mir in Bewegung geraten: Die Dinge, die in meinem Leben bisher wichtig waren, verändern sich. Die Kunst zum Beispiel. Hatte sie mir lange Zeit ermöglicht, mit meiner Isolation zurecht zu kommen, und mich auszudrücken, so hielt sie mich letztlich auch in dieser Isolation gefangen. Und so sehr ich es liebe, mich auszudrücken, so sehr litt ich zunehmend unter der täglichen Einsamkeit, in der diese Arbeit geschieht.
Zehn Jahre habe ich nun entgegen und trotz aller widrigen Umstände als freiberufliche Bildhauerin gearbeitet, bis zur Selbstaufgabe.

Inzwischen komme ich mehr und mehr zu der Erkenntnis, dass Kunst möglicher Weise nicht mehr die Bereicherung ist, die sie bisher für mich war.
Ich habe nicht nur in Freude gearbeitet, ganz im Gegenteil: Der Leidensdruck wurde in den letzten Jahren größer. Wenn die Selbstkritik unerbittlich und der Anspruch unerfüllbar ist, bleibt in der Folge nur Unzufriedenheit. Der spärliche finanzielle Erfolg tat hierzu sein übriges.

Ich weiß nicht, ob ich weiter in einem Beruf tätig sein möchte, in dem ich so viel Material bewege – und der im Materiellen so wenig zurückgibt.

Ich weiß nicht, ob ich weiter in einem Umfeld arbeiten möchte, in dem Selbstdarstellung, Geltungsdrang und der persönliche Vorteil oft mehr zählen als menschliche Verbundenheit.
Ich weiß nicht, ob ich Wege finde, wieder Freude an diesem Beruf zu finden.
Vielleicht.

Das Beste, was mich dieser Beruf gelehrt hat, ist, Entscheidungen zu treffen und zu verantworten. Sie zu überdenken, gegebenenfalls zu verändern oder über Bord zu werfen. Durch ihn habe ich fünfzehn Jahre Übung darin, Dinge zu tun, die ich niemals zuvor getan hatte, einer Entwicklung zu folgen, Prozesse zu durchlaufen, Vorstellungen zu gestalten und an jedem Punkt verantwortlich zu entscheiden. In ihm habe ich die tägliche Erfahrung gemacht, dass Dinge sich entwickeln, auch anders, als geplant und die Bereitschaft erlernt, mich auf Neues einzulassen, mit allem, was ich bin.
Das kommt mir nun zu Gute.

Kostenstreitigkeiten, auf die ich später eingehen werde, brachten mich mehrmals aus dem Lot und auch, wenn dies wiederum mit meinen Mustern zusammen hängt und mir die Möglichkeit gibt, mich in Gelassenheit zu üben, so war diese doch nicht zu jeder Zeit so groß, wie heute, da ich dies schreibe ...

Vieles, was mit meinen Erfahrungen in Wien zusammen hängt, scheint mir zu entgleiten.
Die Verbundenheit mit meinen Begleiterinnen (ich freue mich jedes Mal, wenn ich sie in Bonn treffe!), die Hingabe, das Gefühl, gehalten zu werden.
Hier, in meinem Alltag habe ich z.Z. keine Menschen um mich, die in dieser Verbundenheit leben. Ich gerate erneut in Isolation. Und ich spüre mehr denn je, was mir fehlt und wohin ich eigentlich möchte.

Ich blühe auf, wenn ich zu Anthakarana nach Bonn fahre, dort bin ich, mit allen Sinnen erfüllt und wenn ich wieder nach Hause komme, habe ich nach einigen Tagen das Gefühl, wieder zu schrumpfen.

So weit, wie ich mich dort für meine Gefühle und Wünsche öffnen kann, so weit gerate ich zu Hause wieder in Verdrängung.

Ich sehne mich nach einem Umfeld, das es mir leichter macht, meine Muster zu überwinden, nach Menschen, die bereits das leben, was ich leben möchte.

Worte II

Wenn ich der Abwassermeister bin und komme zu Ihnen nach Hause und sage:
„Sie wissen ja, dass wir hier ein Problem haben, mit Schlangen in der Kanalisation, ich rate Ihnen also dringend, ein Schlangenschutzgitter in Ihre Toilette einzubauen. Wenn Sie dies nicht tun, wird Ihnen in Kürze eine Schlange in den Po beißen."
Was glauben Sie, wie oft werden Sie in die Schüssel schauen, bevor Sie sich darauf setzen, und mit welchem Gefühl werden Sie sitzen, wenn Sie nicht tun, was er Ihnen riet?

Erst nach meiner Operation in Wien, bezog ich meinen örtlichen Hausarzt mit ein (Fäden ziehen, Anträge für die Kostenerstattung durch die Krankenkasse, Haushaltshilfe etc).
Verständlicher Weise war er irritiert, dass ich nicht früher mit ihm gesprochen hatte. Die Kollegen, mit denen er sich offensichtlich rückgesprochen hatte, taten ihr übriges, ihn in Angst zu versetzen, so dass er wiederholt versuchte, mich zu einer Chemotherapie zu überreden, obwohl ich von Anfang an klar sagte, dass ich mich dagegen entschieden habe.

Als er wieder damit begann, unterbrach ich ihn und sagte: „Keine Prophezeiungen bitte!", „Nein, ich prophezeie nichts, ich sage nur etwas", erwiderte er und sprach in der Zukunftsform weiter: „Das werden Sie merken, und das werden Sie schnell merken und dann werden Sie immer hinterher laufen." – Was bitte sonst ist eine Prophezeiung?

Es scheint vielen Menschen nicht bewusst zu sein, was die Worte und Sätze, die gesagt werden, bewirken oder bewirken können: Ich bin jedenfalls nicht frei davon, dass Sätze wie dieser sich in meinem Unterbewusstsein mit Sätzen, die irgendwann früher einmal zu mir gesagt wurden, verknüpfen.

Wie schnell kann aus einer Prophezeiung dann eine Drohung werden: „Du wirst es noch merken! Und dann entkommst du (mir) nicht!"

Die Aussage, die sich darin versteckt, ist: „Diesen Wettlauf gewinnen Sie nicht, daran werden Sie sterben". Und natürlich kann ein solcher Satz Menschen in Todesangst versetzen[1]!

Was gesagt ist, ist gesagt und hat eine Wirkung.

Sätze wie diese können bewirken, dass Menschen in einen Schockzustand geraten, auch wenn es (bestenfalls) nur kurz ist. Sie können Menschen in irgendeine Situation in der Vergangenheit zurückversetzen und alle Ängste, die damals präsent waren, sind dann wieder aktiv. Auf diese Weise können Menschen zum Kleinkind regredieren oder in ein Vorleben zurückfallen: Sie leben dann nicht mehr in der Gegenwart und können so auch nicht mündig für ihre Gegenwart entscheiden.

Viele Ärzte arbeiten (bewusst oder unbewusst) mit diesen Formen der Regression, um ihre Patienten zu „überzeugen".
Alle Sätze, wie: „Das rate ich Ihnen dringend!" „Sie müssen das tun!", „Wenn Sie das nicht tun, dann wird ... passieren!", können bewirken, dass wir regredieren. Tonfall und Gesichtsausdruck tun ihr übriges.
Viele dieser Sätze haben Drohungscharakter. Da ist die Mutter, die ihrem Kind sagt: „Wenn du jetzt nicht tust, was ich dir sage, dann ... !", und auch ein Täter, der jemanden missbraucht, misshandelt oder tötet verwendet Sätze, wie diese. Unser Unterbewusstsein unterscheidet dies nicht.

Wenn wir also einen solchen Satz hören und eine Verknüpfung mit einer älteren Erfahrung entsteht (und diese Wahrscheinlichkeit ist hoch), dann sind wir nicht mehr in der Lage verantwortlich zu entscheiden: Dann sind unsere Entscheidungen von Ängsten geprägt, deren Ursache eine ganz andere ist und die in uns wirken, ohne dass uns dies bewusst ist.

Ich merke, wie der Satz meines Hausarztes an mir klebt und ich mich täglich von ihm abgrenzen muss – er ist das erste, was mir einfällt, wenn irgend etwas nicht in Ordnung ist: Es ist der Satz der mir einfällt, wenn ich mich an einem heißen Sonnentag schlapp fühle, er fällt mir ein, wenn ich vom Boden aufstehe und mein Kreislauf nicht gleich mitkommt und jedes Mal trägt er alle Ängste mit sich.
Es beruhigt mich dann, wenn auch anderen die Sonne oder ein Wetterwechsel zu schaffen macht, meine erste Assoziation ist jedoch immer die andere: Dass dies die ersten Anzeichen dafür sein könnten, dass die Erkrankung fortschreitet, wie man mir gesagt hat.
Das z.B. können Sätze bewirken.
(Das ist wie bei der Kloschüssel, aus der eine Schlange kommen könnte, und ich bin nicht frei davon, dass ein Teil in mir dies glaubt, so unsinnig es auch sein mag.)

Mehr als einmal habe ich es erlebt, dass man versucht hat, mich von Therapien zu „überzeugen" indem man mir zu verstehen gab oder sogar ganz offen sagte, dass ich sonst sterben würde. Und es wird dabei nicht in der Form von „es könnte sein, dass ..." oder „ich habe Angst, dass ..." gesprochen, sondern in der Zukunftsform, als wäre dies eine unumstößliche Tatsache.

Ich sagte es bereits: Was in der Zukunft sein wird, wissen wir nicht. Damit ist alles, was wir über die Zukunft sagen, Mutmaßung, Ausdruck unseres Glaubenssystems, Teil unseres jeweiligen Weltbildes, und: Nein, es ist nicht die Wirklichkeit.

Um es noch einmal deutlich zu machen: Es ist ein Unterschied, ob ein Arzt sagt: „Ich habe Angst, dass die Krankheit sich in Ihrem Körper ausbreiten könnte und dann habe ich weniger Möglichkeiten, Ihnen zu helfen." Oder ob er sagt: „Die Krankheit wird sich in Ihrem Körper ausbreiten und dann kann ich nichts mehr für Sie tun".
Wer wird sich unter dieser Voraussetzung noch für oder gegen eine Therapie entscheiden können?

Alles, was als Folge von Todesandrohung geschieht, geschieht aus Ausweglosigkeit: Wenn ich etwas aufgrund von (bewusster oder unbewusster) Todesangst tue, dann tue ich es, weil ich glaube, dass ich keine andere Wahl habe. Und wenn ich glaube, dass ich keine Wahl habe, kann ich nicht mehr mündig entscheiden, dann werde ich zum Opfer der Situation.
Auch das ist Ausdruck von Resignation.

Also schütze ich mich vor Worten.

Es ist wichtig, zu erkennen, dass kein sachliches Gespräch möglich ist, solange sich einer der Gesprächspartner unbewusst in Schuldgefühlen oder Ängsten befindet. Dies kann Arzt und Patient gleichermaßen betreffen und ist nicht immer leicht zu erfassen, da unser Verstand meist viele „logische" Gründe findet, um die dahinter stehende irrationale Angst zu verbergen.

Ein Arzt, der Schuldgefühle hat, wenn Patienten nicht seinem Rat folgen, und das hat er immer, wenn er glaubt, für das (Über-) Leben seiner Patienten verantwortlich zu sein, ist nicht sachlich.

Er überschreitet dadurch bereits seine Kompetenz: Denn niemand verantwortet das Leben und die Entscheidungen eines anderen[2].

Der Glaube, dass nur eine einzige Therapie mein Überleben sichert, (und häufig werden Therapien so „verkauft"), ist Ausdruck von Verzweiflung – und wie tief stürze ich in Resignation, wenn diese Therapie dann meine Erwartungen nicht erfüllt!

---

[1] Auch „harmlos Dahergesagtes" kann unter diesen Umständen Menschen in schwerwiegende Konflikte stürzen, die u.U. das zur Folge haben können, was Schulmediziner „Metastasen" nennen.

[2] Mit Ausnahme von der Durchführung zeitlich begrenzter und vom Patient beauftragter ärztlicher Behandlungen, Narkosen u.ä.

17.6.06

In drei Tagen werde ich für eine Nachuntersuchung nach Wien fahren, eine meiner Freundinnen aus Bonn, wird mich wieder begleiten. Das ist sehr schön.

Es gibt an einer Stelle neben der Narbe seit einiger Zeit eine Verdickung, die größer wird. Zuerst hielt ich es für Narbengewebe, das aufgrund der Zugbelastung des Gewebes stärkeren Halt brauchte. Dann vor einigen Tagen, fiel mir auf, dass es mehr nach außen trat und Höcker bildete.
Ich geriet etwas in Panik, denn dieses Erscheinungsbild ist mir vertraut und es überfiel mich die Angst, es könnte sich wieder ein Tumor bilden. Natürlich könnte es auch überschießendes Narbengewebe sein oder eine Wassereinlagerung oder was weiß ich.

Was auch immer es ist: Es ist nicht die Katastrophe.

Vor zwei Wochen hatten wir die Rückführung durch meine Operation in Wien gemacht und ganz zu Beginn, als wir an der Stelle arbeiteten, an der ich in den OP-Saal kam und mich so entspannt und gelassen und gehalten fühlte, dass alle Ängste in den Hintergrund traten, fragte mich mein Therapeut: „Wenn ein Satz in dir wäre, der dieses Gefühl ausdrückt, welcher wäre das?"
Ich antwortete: „Was auch immer geschieht, ich bin in Sicherheit."
Diesen Satz möchte ich in mir halten.

Ja, ich weiß, dass ich allen Leuten erzählt habe, dass ich wieder ganz gesund bin, ich meine Erkrankung von Grund auf gelöst habe und der Tumor ganz sicher nicht wieder kehren werde.

Na und? Das habe ich auch geglaubt. Und dann erweisen sich die Dinge gegebenenfalls eben anders – was dem Prozess, den ich bereits durchlaufen habe, nichts nimmt.

Wenn ich dies, wie die Schulmedizin, als „Rückfall" betrachten würde, dann wäre es tatsächlich eine Katastrophe („Gehe zurück auf Start", „Es hat nichts gebracht").

„Rückfall", beinhaltet versagt zu haben, dann habe ich versagt, oder die Behandlung hat versagt, jedenfalls war es „umsonst".

Wenn ich ein Symptom als „Rückfall" betrachte, gehe ich in Resignation.

Ein Symptom, das „wiederkehrt" (oder doch noch nicht ganz weg war?), ist kein Ausdruck von „Versagen".

Und es ist auch kein „Rückfall".

Es gibt keine „Rückfälle".

Alle Erfahrungen, die wir machen, welcher Art auch immer, sind Teil unserer Entwicklung und Entwicklung bewegt sich immer vorwärts.

So ist ein erneutes Symptom immer Teil des Prozesses: Nichts von dem, was ich gelöst habe, wird dadurch in Frage gestellt.

Ich bleibe also in meinem Lösungsprozess und, was auch immer ich da gerade manifestiere, ist offensichtlich notwendig.

24.6.06

Meine Fahrt nach Wien ergab, was ich inzwischen selbst schon fühlte:
Es ist Tumorgewebe.
Die Schuldgefühle[1], mit denen ich nach Wien fuhr (weil ich den Schöllkrauttee vorzeitig abgesetzt hatte und die Antitumorvaccination ablehnte ...) verpufften: Prof. Dr. Korpan war sachlich wie gehabt.
Es schien ihn nicht zu überraschen, dass eine Nachoperation notwendig werden wird und auch für ihn war es keine Katastrophe.

So außergewöhnlich dieser Mann im Kontext seiner Ärztekollegen ist, für mich ist er das, was ich „normal" nenne. An keiner Stelle wurde er manipulativ, an keiner Stelle unsachlich, an keiner Stelle in der Schuld- oder Angstübertragung (er selbst scheint nicht in den unter Ärzten üblichen Ängsten gefangen zu sein) und wenn er Zukunftsprojektionen übermittelt, dann sind es immer Positivbotschaften.
Das ist wundervoll.

Bereits einige Tage zuvor hatte mein Mann zu mir gesagt, dass er dieses Tumorgewebe als etwas sieht, das nachgewachsen ist, weil es bei der Operation nicht vollständig entfernt worden war. Der nächste, der dieser Ansicht zu sein schien, war Prof. Dr. Korpan und wirklich bei mir angekommen, ist diese Sichtweise, als Anthakarana sagte: „Das ist immer noch Deine erste OP".
Nun waren alle Ebenen wieder beteiligt und ich erkannte, dass in der Tat einige Aspekte des seelischen Lösungsprozesses der ersten OP noch nicht abgeschlossen waren.

Der Termin für die Operation (ein verhältnismäßig kleiner Eingriff) wird am 27.6. sein und fügt sich wundervoll in die vorhandenen Begleitumstände:

Meine Haushaltshilfe, die wir inzwischen alle ins Herz geschlossen haben, ist noch bei uns, solange ich in Wien bin, so dass ich meine Kinder von einem vertrauten Menschen betreut weiß.

Ich hatte eine Stunde mit Anthakarana gestern und werde eine in der Woche nach der Operation haben und sie wird mich wieder dort begleiten. Eine der Frauen, die bei der ersten Operation dabei waren und die mich auch jetzt begleitet hat, fährt wieder mit mir und ich freue mich darauf, noch einmal soviel Zeit mit ihr verbringen zu können.

Sogar den Termin für die erforderliche Blutuntersuchung, für die mir Anthakarana nun einen Hausarzt in Bonn empfohlen hatte, bekam ich kurzfristig genau zu der Zeit, als mich jemand dorthin begleiten konnte.

Bereits in Wien war deutlich geworden, dass mir diese Blutuntersuchung, den größten Stress bereitete: Nicht nur, dass ich nicht mehr zu meinem hiesigen Hausarzt gehen wollte, sondern auch das Blutabnehmen selbst scheint für mich problematischer zu sein, als es mir bislang bewusst war.

Wieder verändert sich meine Wahrnehmung und jene Blutuntersuchung, die ich in Bonn machen ließ, war vermutlich die erste in meinem Leben, bei der ich nicht in Schock gegangen bin.

Es wurde mir bewusst, dass ich bisher jedes Mal in Schock gegangen war, um es geschehen lassen zu können, ohne all die Ängste zu fühlen, die für mich damit verbunden sind. Woher auch immer sie kommen mögen.

Für wie wichtig habe ich es oft gehalten, allein klar kommen zu können – und wie schön und hilfreich kann es sein, wenn einem jemand bei einer „simplen" Blutabnahme die Hand hält!

So bewegt sich bereits jetzt, im Vorfeld der zweiten Operation vieles, das sich bei der ersten Operation noch nicht bewegen konnte.

Meine größte Angst ist im Moment, dass es mir diesmal nicht gelingen könnte, so weit in Hingabe zu gehen, wie letztes Mal (ein seltsamer Auswuchs von Leistungsdenken: Ist Hingabe messbar?).

„Wir verlieren unsere Muster, nicht unsere Fähigkeiten", lehrte mich Anthakarana, und die Fähigkeit zur Hingabe, die ich in jener extremen Situation damals erlernte, müsste mir damit zur Verfügung stehen.

Die Situation jetzt ist eine völlig andere: Der Tumor drückt mich körperlich kaum, er ist klein (im Vergleich zu damals) und ich fühle mich nun, ein viertel Jahr nach der Operation, wieder weitgehend im Vollbesitz meiner Kräfte.

Ich werde sehen, was geschieht.
Vielleicht ist diese Erfahrung geeignet, mich ein Stück von meinem anerzogenen Leistungsdruck zu lösen:

Hingabe
ist keine Leistung
sondern ein Seinszustand,
ich kann sie nicht erlangen,
indem ich etwas tue,
sondern in dem ich mich öffne,
sie zu empfangen.

---

[1] Das Erste, was Anthakarana mir zu meinem Tumor sagte, war: „Das sind Deine Schuldgefühle." – offensichtlich bringe ich Schuldgefühle in Manifestation, um zu erkennen.

29.6.06

Die Operation wurde weitgehend ambulant vorgenommen und heute ist unser erster Tag im Hotel.

Wie viel hat sich verändert im letzten viertel Jahr!
Konnte ich mich damals nur in der Schutzwolke Anthakaranas in diese Situation begeben, war ich diesmal aus mir selbst heraus in Gelassenheit. Wie wunderbar!

Es begegneten mir wieder die bekannten Attribute, wie z.B. das mit meinem Namen beschriftete Plastikarmbändchen und die durchsichtigen OP-Unterhosen, von denen ich (wie letztes Mal auch) mehrere übereinander zog, bis ich mich wohl fühlte („ich brauche drei!").

Bei der ersten Operation hatten sie mir diese Unterhosen noch unter Narkose entfernt – auch wenn es tatsächlich hinderlich ist, mit der Einschränkung von Verband und Drainagen sich noch mit Unterhosen herumzuplagen, wenn man zur Toilette muss, kann es, mit einer Vorgeschichte wie der meinen, sehr problematisch sein, sie unter Narkose entfernt zu bekommen.
Für diese Operation konnte ich diesen Punkt verändern. Und es ist nichts peinliches dabei darauf hinzuweisen, dass man möchte, dass die Unterhose an bleibt, denn es ist in keinem Fall schön, unter Narkose ausgezogen zu werden.

All diese Punkte konnte ich in Gelassenheit regeln und stieß an keiner Stelle auf ernsthaften Widerstand. (Im übrigen bemerkten wir mit Erstaunen, dass viele Patienten noch Tage nach ihrer Operation mit ihrem Säuglingsarmbändchen herumliefen.)

Die Nacht vor der Operation hatte ich „empfangen – geschehen lassen" meditiert und geträumt, Anthakarana sei gestorben: Ich hatte meine tiefsten Ängste empfangen.

Anthakarana, „die Brücke", die sich inkarniert hat, als Lehrerin, auf unserem Weg zur Offenbarung unserer eigenen Göttlichkeit.

Es ist mir bewusst, dass einige Menschen an dieser Stelle aufhören werden dieses Buch zu lesen und mich spätestens hier als Spinnerin bezeichnen, die einer obskuren Sekte anheim gefallen sei. Und es ist mir bewusst, dass es einen Unterschied macht, ob ich dies über Anthakarana schreibe, weil ich diese Erfahrungen gemacht habe, sie in ihrer Energie erlebte, oder ob jemand dies liest und es nun glauben kann oder auch nicht – und auch ich bin nicht frei von Zweifel.
Ich habe bisher vermieden, so deutlich zu werden, doch an diesem Punkt ist es mir wichtig, die Dimension zu benennen, die hinter all dem steht, was ich hier berichte. Möge es den Menschen nützen, die auf der Suche sind.

Wenn ich träume, dass Anthakarana gestorben sei (und dies täte sie aus Entscheidung), dann ist dieser Traum Ausdruck meiner Angst vom Göttlichen verlassen zu werden.

Seit der letzten Operation trug ich die Frage in mir: „Was mache ich denn, wenn ich einmal ohne den Schutz Anthakaranas in eine Operation gehen muss?" (Anthakarana: „Wie kommst du darauf, dass du jemals ohne mich in eine Operation gehen wirst?")

Wir alle tragen Konflikte mit Abhängigkeiten in uns, denn die Grundvoraussetzung für jegliche Form von Machtmissbrauch ist Abhängigkeit. Und wir alle haben Machtmissbrauch erlebt.

Meine Frage ist also die Frage meiner Unabhängigkeit und damit verknüpfe ich die Fähigkeit, nicht missbraucht zu werden.
Doch wohin richte ich diese Frage?

Es gibt keine Abhängigkeit vom Göttlichen und das Göttliche missbraucht seine Macht nicht. Unabhängig zu sein vom Göttlichen hieße, nicht mehr Teil davon zu sein.
Dies ist nicht möglich.
Möglich ist nur, mich als Teil des Göttlichen wahrzunehmen oder auch nicht. Mich in Hingabe damit zu verbinden oder auch nicht.

Ich ging mit „empfangen – geschehen lassen" in eine andere, neue Operationserfahrung: Ich lag nicht in dem Gefühl einer großen schützenden Wolke, sondern in meiner eigenen inneren Gelassenheit. Diese zweite Operation verifizierte sozusagen all das, was ich in der ersten gelöst hatte: Es war nicht mehr notwendig, spürbar von Schutz umgeben zu sein, weil die Situation von mir nicht mehr als bedrohlich empfunden wurde. Ich machte die Erfahrung, dass meine Ängste und die zugrunde liegenden Muster tatsächlich gelöst sind, auf allen Ebenen.
Eine sehr angenehme Anästhesistin begleitete mich (diesmal führten wir das Aufklärungsgespräch erst hinter der Schleuse des OP-Bereichs ... na und?) Ich blieb wach bis vor den Operationssaal und musste herzhaft lachen, als ich drinnen die Stimme Prof. Dr. Korpans hörte, wie er sich über das Fußballspiel des Vortages (WM), bei dem sein Heimatland gespielt hatte, unterhielt: Offensichtlich konnte ich dem Fußball-Fieber nicht einmal vor dem OP-Saal entkommen ...

Ich hörte auch ein kurzes Gespräch, über meinen vorhergehenden Eingriff, in dem er sein Erstaunen darüber zum Ausdruck brachte, dass der entnommene Lymphknoten gesund gewesen war.

Auf diese wundersame Weise wurde ich weiter von meinen Zweifeln befreit, die ich bezüglich der Entscheidung, einen gesunden Lymphknoten entfernen zu lassen, bisher gehabt hatte.

Dieses kurze Gespräch machte deutlich, dass der Nachweis der Gesundheit des Lymphknotens entscheidend gewesen war für den gesamten Behandlungsverlauf.

Meine Freundin, die nach der Operation wieder zu mir in den Aufwachraum durfte, meinte, ich habe im Schlaf gelächelt, und tatsächlich erwachte ich voller Freude.

Als ich Prof. Dr. Korpan später fragte, ob ich wieder nur so wenig Narkosemittel gebraucht hätte, wie letztes Mal, meinte er nur, die Narkose sei „optimiert" gewesen – das bringt den Teil in mir, der den Grad der Hingabe an der Menge des Narkosemittels zu messen versucht, mächtig in Schwierigkeiten, ebenso, wie den Teil, der immer etwas Besonderes sein möchte ... (Anthakarana: „Auf diese Frage wirst du keine Antwort erhalten".)

Es bleibt mir also nur, zu sagen: Ich war recht schnell wieder vollständig wach und den Rest des Tages nicht schläfrig.

Selbst die Infusionen konnte ich in Gelassenheit annehmen: Meine Freundin verlies den Raum, um etwas zu besorgen, während die Infusion tropfte und es wurde uns beiden erst bewusst, als sie bereits gegangen war...

16.7.06

Ich habe Angst, dass Teile von mir erneut Tumore manifestieren könnten. Jetzt, nachdem es einmal geschehen ist, dass ich erneut Tumorgewebe bildete, ist meine Angst, es könne wieder geschehen natürlich größer.

Ich habe nicht die Angst, dass ich erneut Tumore bilde, weil ich tiefer in Resignation gehen könnte, nein, das werde ich nicht. Meine Angst ist, dass ich wieder etwas manifestieren könnte, um etwas zu lösen.
Ich denke an das Vorleben, in dem ich durch eine Infusion von Ärztehand starb und ich denke daran, dass mich die Vorstellung von Chemotherapie noch vor kurzem in Todesangst versetzte. Ich denke an den Satz Anthakaranas, dass alles, was physisch gebunden ist auch physisch gelöst werden muss – und ich möchte diesen Punkt nicht körperlich lösen müssen[1].

Bei der gestrigen Begegnung[2] konnte ich weiter in Hingabe gehen, als mir dies vor Wien möglich war. Die Fähigkeit in Hingabe zu gehen scheint mir nun tatsächlich mehr zur Verfügung zu stehen.
Die gestrige Begegnung nimmt mir etwas von meiner Angst, denn, was auch immer geschieht, ich fühle, dass ich in der Lage sein werde, es in Hingabe zu bejahen, selbst, wenn es hieße, mich für eine chemische Therapie zu entscheiden und ich fühle: Ich bin nicht allein.

Was geschehen soll, geschehe.

---

[1] Oktober 06: Diese Angst hat mich inzwischen verlassen: Ich denke nicht, dass eine körperliche Bindung bis in Vorleben reicht.
[2] Die Begegnung ist eine alle zwei Monate stattfindende Meditation, angeleitet von Anthakarana

Dazwischen II

Je länger ich über alles nachdenke, desto mehr rückt das Thema der Resignation in den Mittelpunkt.

Anthakarana hatte mir über den Sommer empfohlen, mich mit dem Thema der Verwahrlosung zu befassen.

Verwahrlosung ist Ausdruck von Resignation. In gewisser Weise ist ein Tumor auch Ausdruck von Verwahrlosung: Ich halte meine Zellen nicht mehr in Ordnung, lasse sie wuchern.

In der ganzen Zeit meiner Erkrankung und auch jetzt, arbeitete ich daran, mit all meinen Teilen aus der Resignation heraus zu kommen. Wahrzunehmen, wo ich unbewusst in Resignation bin, mir darüber bewusst zu werden und dies zu verändern.

Resignation:

Die Verneinung des Lebens.
Das nicht leben wollen.
Die Flucht vor dem Leben.
Das Nicht-Ertragen-Können des Lebens.

Ich kenne das alles gut.

Und wenn dies auch nicht der einzige Aspekt ist und war, so ist und war dies doch ein Teil von mir, der groß genug war, um diese Erkrankung hervorzubringen.

Hingabe wird meine tägliche Übung:
Empfangen, geschehen lassen.
Ich empfange, ich lasse geschehen.

16.10.2006

Meine letzte Nachuntersuchung im September war befundfrei.
Über den Sommer habe ich eine lange Pause gemacht, um all die Dinge zu integrieren, die geschehen sind und ich merke, wie ich in einigen Punkten zu einer großen Gelassenheit gekommen bin.

Das Gefühl der Freude, das ich in Wien hatte, konnte ich besser halten, ich bin unbeschwerter, entspannter. Und natürlich: Der Teil, der sich seit meiner Geburt zutiefst bedroht fühlte, hat Sicherheit und Hilfe erfahren.

Eine tägliche kurze Meditation hilft mir, so weit wie möglich in Hingabe und Verbundenheit zu bleiben.

Je mehr mir bewusst wird, wie sehr ich mein ganzes bisheriges Leben in Kampf war, desto mehr Möglichkeiten eröffnen sich, um Gelassenheit und Hingabe zu üben – und wenn es nur der Konflikt mit der Krankenkasse ist, die ihre Kostenübernahmezusage für meine Operationen in Wien bisher nicht angemessen erfüllt.

Jetzt, im Herbst, habe ich wieder mit der psychotherapeutischen Arbeit begonnen.
Es wird mit bewusst, wie umfassend der Missbrauch, der mir nach meiner Geburt geschah, mein ganzes bisheriges Leben geprägt hat, und vieles, was mit dem Missbrauch zusammenhängt, kann ich erst jetzt fühlen, erst jetzt zulassen, erst jetzt lösen – auf der nächsten Ebene.

Ich bleibe also im Prozess.

Folgen von Missbrauch II

Es fällt mir schwer, noch einmal präziser auf dieses Thema einzugehen, nicht nur, weil es mich bis in mein tiefstes Innerstes aufwühlt und der Schmerz und die Angst von damals dabei fühlbar werden, sondern auch, weil mir bewusst ist, dass der sexuelle Missbrauch eines Neugeborenen die menschliche Vorstellungskraft übersteigt – ganz abgesehen von den Gefühlen, die möglicher Weise bei jedem einzelnen Leser ausgelöst werden können.

Die Tatsache, dass das Thema des sexuellen Missbrauchs von Kindern bis heute nicht in dem Umfang wahrgenommen werden kann, wie er tatsächlich stattfindet, wurzelt unter anderem darin, dass jeder Einzelne von uns, die Existenz von Missbrauchserfahrungen in seiner eigenen Struktur verleugnet. Und: Auch die Verleugnung kann überlebensnotwendig sein.

Sexueller Missbrauch ist, wie alle anderen Formen des Missbrauchs auch, grundlegendes Erfahrungselement der menschlichen Existenz. Jeder Mensch erfährt sexuellen Missbrauch in mehreren seiner Leben: Als Täter und als Opfer, er überlebt es und es bringt ihn zu Tode.
Es gibt keine Form des Missbrauchs, die nicht gelebt wird: Alles, was möglich ist, geschieht.

Bereits in der kurzen Zeit, in der ich Erfahrungen mit Rückführungen gemacht habe, wurde deutlich, dass sehr viel mehr möglich ist, als wir uns vorzustellen bereit sind: Ein Leben, dem Schutz und Wert abgesprochen ist, kann auf jede unfassbare Weise zerstört werden.
Und so entsetzlich diese Erlebnisse auch sind: Sie sind, wie alles, was uns widerfährt, Erfahrungen, mehr nicht.

Wir alle machen unsere notwendigen Erfahrungen, unabhängig davon, ob wir sie in einem größeren Kontext wahrnehmen können, oder nicht.

Alle Erfahrungen von unentdecktem sexuellem Missbrauch, wie er bei Kindern am häufigsten vorkommt, beinhalten: „Ich bin nicht sicher" und: „Niemand hilft mir".

Es handelt sich also nicht „nur" um eine traumatische Erfahrung von körperlichem Schmerz und Todesangst, sondern darüber hinaus um eine lang anhaltende Erfahrung der Isolation, weil das Schreckliche, was passiert (ist) nicht wahrgenommen wird.

Findet der Missbrauch in der Familie statt (was häufig so ist), gibt es für diese Kinder möglicher Weise keinen sicheren Ort.

Wenn meine Erfahrung ist: „Jemand bedroht absichtlich mein Leben und niemand hilft mir", dann sind für diesen Teil von mir alle anderen Menschen feindlich.

Wiederum in der Folge kann dies dazu führen, dass ich auch alles, was sich unabsichtlich gegen mich richtet als absichtliche Feindlichkeit wahrnehme und dazu, dass ich immer wieder in Situationen von tatsächlicher Feindseligkeit gerate. (Weil alles, was mir begegnet, mit mir und meinen Mustern zu tun hat.)

Wenn niemand mich schützt, niemand mein Überleben sichert, dann bin ich selbst die einzige Person, die dies tun kann.

Ein Kleinkind oder ein Neugeborenes hat nicht die Möglichkeit sich selbst zu schützen. Das bedeutet, sein Leben beginnt mit der Anforderung, Unmögliches möglich zu machen.

Je nach Grundstruktur kann eine Persönlichkeit dabei in Resignation gehen (und stirbt), oder sie beginnt ein Leben in permanentem Überlebenskampf.

Jeder Missbrauch kann durch seine besonderen Umstände und Details verschiedenste Muster und Glaubenssätze verursachen. Ebenso, wie die Muster und Glaubenssätze die bereits in das derzeitige Leben mitgebracht werden, sowohl den Vorgang des Missbrauches mit bestimmen, als auch die Art und Weise, in der er sich auf das Leben auswirkt[1].

Nur durch erfassen und Analyse der genauen Details eines Missbrauchs können die jeweiligen Muster erkannt und gelöst werden.

Dabei ist es unabdingbar, dass der Therapeut, der die Aufarbeitung des Missbrauchs begleitet in absoluter Verbundenheit mit seinem Klienten ist, denn nur dies ermöglicht, einen Missbrauch im Detail zu berichten, ohne dass diese Situation erneut missbräuchlich ist.[2]

---

[1] Ich sprach bereits davon, in wiefern die Erfahrung des Missbrauchs, bereits eine Folge von Erfahrungen aus Vorleben ist.

[2] Tatsächlich gibt es derzeit nur wenige Therapeuten, die ihre eigenen Missbrauchsstrukturen so weit geklärt haben, dass sie in der Lage sind, dies zu leisten.

Muster und Fähigkeiten

Die Grundstruktur, eines der Muster, das sich aus meiner spezifischen Missbrauchserfahrung auf der Basis meiner Vorlebenserfahrungen herausbildete, ist: „Es ist überlebensnotwendig, das Unmögliche möglich zu machen" und: „Die Grenze des Unmöglichen muss stets verschoben werden"– denn wenn es möglich geworden ist, war es offensichtlich nicht unmöglich.

Wenn einige meiner Freunde zum Ausdruck gebracht haben, dass sie mich dafür bewundern, dass ich es geschafft habe, mit meiner Tumorerkrankung so erfolgreich und unkonventionell umzugehen, so sehen sie dabei nicht, dass dies nicht aus freier Entscheidung geschah.
Ja: Ich habe etwas möglich gemacht, was man im allgemeinen für unmöglich hält, und ja: Ich habe eine Situation ausgehalten, die andere meinen, nicht aushalten zu können. Tatsächlich ist es so, dass jeder, der genau meine Erfahrungen und also genau meine innere Struktur besäße, aus genau dem selben Grund genau so gehandelt hätte: Um zu überleben.
Bewunderung ist also nicht der angemessene Ausdruck für das, was Menschen an Fähigkeiten entwickeln, aufgrund ihrer Muster, also um zu überleben. Um es deutlicher zu sagen: Für diesen Teil meiner Persönlichkeit ist es gar nicht möglich, aufzugeben, denn dann ist er tot. (Und das hätte er dann auch gleich nach der Geburt haben können.)

In gewisser Weise ist mein Leben eine Ansammlung von Herausforderungen des Unmöglichen unter der Notwendigkeit mir selbst nachzuweisen, dass ich überlebe – was auch immer passiert.
Und bevor sich die Bewertung von Bewunderung jetzt auf Mitleid verschiebt, möchte ich ergänzen: Es scheint so zu sein, dass Menschen all ihre Fähigkeiten aus Überlebensnotwendigkeiten heraus entwickeln.

Und ich vermute, es ist der einzige uns bislang mögliche Weg, überhaupt Fähigkeiten zu entwickeln.

Die unumgänglichste Notwendigkeit, Fähigkeiten zu entwickeln ist, wenn unser Überleben davon abhängt. Je bedrohter unser Leben also ist, desto mehr Fähigkeiten müssen wir entwickeln, um es zu schützen. Also machen wir u.a. in unseren vielen Leben immer wieder Erfahrungen, mit Lebensbedrohungen verschiedenster Art.

Wir kommen um, und wir überleben. Und jede einzelne dieser Erfahrungen prägt uns und bringt u.a. Fähigkeiten mit sich, mit denen wir versuchen, unser Überleben in Zukunft sicherzustellen.

Möglicher Weise geschieht dies so lange, bis wir in der Lage sind, unsere erworbenen Fähigkeiten von ihren entsprechenden Überlebensmustern zu lösen, um sie in freier Entscheidung anzuwenden – und wenn wir uns dafür entscheiden, wird auch dies eine Notwendigkeit sein.

Ich maße mir damit nicht an, den Sinn des Lebens verstanden zu haben, (im übrigen ist es vermutlich derzeit unerheblich, ob wir ihn verstehen) ich versuche nur, diesen einen Satz immer wieder tiefer zu begreifen:

JEDER MENSCH

IST IMMER UND ZU JEDER ZEIT

AM RICHTIGEN ORT.

(ANTHAKARANA)

Anhang

Kosten, Behörden

Eine nicht unerhebliche Randerscheinung einer Erkrankung, die man „alternativ" behandeln lassen möchte, sind die Kosten.

Wir haben heute in Deutschland die Situation, dass alle Kliniken, die ihre Kosten über Krankenkassen abrechnen, nach so genannten Leitlinien behandeln. Diese Leitlinien beinhalten standardisierte Behandlungsempfehlungen und sehen in der Onkologie ausschließlich konventionelle Therapieformen vor (OP, Chemotherapie und deren Begleitbehandlungen, Hormontherapie u.ä., Bestrahlung).
So bald ich mich als Patientin außerhalb dieser konventionellen Therapieformen bewege, bin ich im Konflikt mit diesem System – da hier in der Regel nichts anderes angeboten wird – und bekomme die anfallenden Behandlungskosten nicht regulär erstattet.

Das bedeutet, dass ich abgesehen von der Bewältigung meiner Erkrankung noch eine Menge Geld für diese Therapien aufbringen muss, möglicher Weise mehr, als ich im Moment habe.

Zu meinem Prozess gehört also nicht nur die Auseinandersetzung mit den Ursachen der Erkrankung und die Befreiung von der Erkrankung, nicht nur die Auseinandersetzung mit Ärzten oder anderen Heilkundigen und der Suche nach passenden Therapien und denjenigen, mit denen eine Zusammenarbeit für mich möglich ist, sondern auch die Auseinandersetzung mit Geld, mit den Verwaltungs-systemen, welche Gelder im Krankheitsfall erstatten (oder auch nicht) und mit der bestehenden Rechtslage.

Da diese Vorgänge in gewisser Weise Teil meines Prozesses waren, möchte ich sie hier anhängen:

Im Zusammenhang mit Finanzierungsfragen sind erfreuliche Dinge geschehen, z.b. dass ich wenige Tage bevor ich zu meiner ersten OP nach Wien fuhr („bringen Sie eine Anzahlung von 5000.- € mit" ...) eine Schadensersatz-Zusage für eine beschädigte Skulptur in Höhe von genau der benötigte Summe erhielt (die Fahrtkosten waren noch mit drin)[1], und auch belastende:

z.b. hatte der Arzt, der mich nach Wien vermittelte, vorgeschlagen, aus einem Stück des Tumors einen Immunstoff herstellen zu lassen, für eine nachfolgende Antitumorvaccination.

Er war (aus eigenem Interesse) zur OP nach Wien gekommen und die Umstände, unter denen die Beauftragung dieser Immunstoffherstellung zu Stande kamen, waren ziemlich suspekt: Das erste Mal habe ich dies in der Vorbesprechung der OP abgenickt (da ging es um wichtigere Dinge) und das zweite Mal (nach Aussage meiner Begleiterinnen – ich selbst habe keine Erinnerung hierzu) im Aufwachraum, noch unter Einwirkung der Narkose. Eine Therapieaufklärung hatte auch im Vorfeld nicht stattgefunden.[2]

Aus verschiedenen Gründen habe ich mich nach der OP gegen diese Therapieform entschieden und dies dem betroffenen Arzt rechtzeitig schriftlich mitgeteilt. Ich weiß nicht, aus welchem Grund er die Herstellung des Immunstoffes nicht stornierte, jedenfalls erhielt ich einige Wochen später eine Rechnung über 3000.- €[3].

Offensichtlich hatte ich Schwierigkeiten, gehört zu werden.

Diese Schwierigkeiten sollten sich noch einige Zeit fortsetzen:
Meine Krankenkasse erstattete mir, entsprechend vorheriger Zusage, Kosten für die OP in Höhe der deutschen Vertragssätze. Da die erstattete Summe nicht einmal die Hälfte der tatsächlichen Kosten betrug

und der Grund dafür nicht darin liegt, dass ich mich in einer Privatklinik operieren ließ, sondern im Umfang des Eingriffs, legte ich gegen diesen Vorgang Widerspruch ein.

Es begann ein Widerspruchsverfahren, das sich über ein volles Jahr hinzog:

- Einige Monate und Schreiben vergingen, bis mir die Erstattungsgrundlagen offen gelegt wurden
- ein Gutachten des Medizinischen Dienstes der Krankenkassen (MDK) wurde eingeholt
- dem ich widersprach, weil es eine einzige Ansammlung von unzutreffenden Mutmaßungen und Behauptungen ist
- ein zweites Gutachten des MDK wurde eingeholt
- dem ich widersprach, weil es vom gleichen Gutachter stammt (der also selbstredend zum gleichen Ergebnis kommt)
- dieser Widerspruch wurde nicht beantwortet, dafür wurde der Vorgang zur Hauptgeschäftsstelle weitergegeben, ins Widerspruchsausschussverfahren
- dort wurde ein drittes Gutachten eingeholt, ebenfalls MDK, selbe Amtsstelle, anderer Gutachter
- welches mir erst auf Anfrage und zuerst mit geschwärztem Namen des Verfassers übersandt wurde (unter Angabe von Datenschutzgründen, die es hier nicht gibt)
- wogegen ich Beschwerde einlegte
- woraufhin ich es ungeschwärzt erhielt und widersprach (siehe S. 158), weil es in sich widersprüchlich und sachlich unrichtig ist und nach meiner Auffassung nicht einmal die Mindestqualität eines Gutachtens erfüllt (zitieren im falschen Wortlaut, medizinische Sachaussagen, die nicht stimmen, Angabe von unrichtigen statistischen Werten, u.v.m.).

Meine mit wissenschaftlichen Quellen belegten Richtigstellungen hatten für den Widerspruchsausschuss jedoch keine Relevanz, denn er lehnte meinen Antrag mit den gleich gebliebenen Begründungen und unter Wiederholung der selben Unwahrheiten ab.
Offensichtlich hatte ich immer noch Schwierigkeiten gehört zu werden.

Und: Es ist menschenverachtend, wenn eine Behörde / ein System darauf spekuliert, dass Menschen zu krank sind, um ihre Rechte einzufordern.

Inzwischen, April 2007, habe ich Klage beim Sozialgericht eingereicht – ein Vorgang, der etwas länger dauern kann, jedoch den Vorteil hat, dass man vor Gericht, die Dinge, die man behauptet, auch nachweisen muss ...

Diese trockene Aufzählung soll nicht darüber hinwegtäuschen, dass ich diesen Konflikt nicht in der Gelassenheit bewältigt habe, in der ich jetzt darauf zurückblicken kann.

Wenn Sie Widerspruch gegen eine Entscheidung Ihrer Krankenkasse einlegen, sind Sie mit Menschen konfrontiert, deren Aufgabe es ist, Ihren Widerspruch, wenn möglich, abzulehnen und je höher die Verwaltungsebene ist, in die Sie gelangen, desto besser sind die Sachbearbeiter darin geschult. D.h. Ihr Gegenüber ist darin geschult, die Schreiben so zu formulieren, dass Sie das Vorhaben nach Möglichkeit aufgeben. Der Sprachgebrauch und die Handhabung des Vorganges ist nach meiner Erfahrung so, dass sich mit Sicherheit viele Menschen hilflos fühlen, in Resignation gehen oder gar selbst zu glauben beginnen, dass sie im Unrecht sind (Unterton: „Wir haben Ihnen schon mehr gegeben, als Ihnen eigentlich zusteht" ...).

Die Gutachten des Medizinischen Dienstes bilden eine Grundlage für die Ablehnung Ihres Antrages und dementsprechend ist ihr Inhalt: Hier scheut man sich nicht, die unglaublichsten Unwahrheiten zu behaupten, wesentliche Sachfragen konsequent auszulassen, willkürlich Zusammenhänge zu erzeugen (wo sachlich keine sind), beliebige pseudostatistische Angaben zu machen (alles natürlich ohne Angaben von Quellen), Ihnen Ihr baldiges Ende zu prophezeien oder Sie – wenn gar nichts anderes mehr hilft – für verrückt zu erklären.[4]

Mit solchen Schreiben in der Rekonvaleszenz konfrontiert zu werden, ist nicht unproblematisch: Ich für meinen Teil war jedes Mal im Schock nachdem ich eines dieser Gutachten erhielt. Ich habe jedes Mal innerlich gezittert vor Wut und dem Gefühl hilflos Verleumdungen ausgesetzt zu sein.

Durch die Verknüpfungen in meinem Unterbewusstsein, in dem ganz offensichtlich die Erfahrung, in Folge von Verleumdung zu Tode gebracht zu werden, vorhanden ist, wurde die Situation in einer Weise existentiell, wie sie dem tatsächlichen Vorgang nicht annähernd entspricht (Regression).

Mit jedem Schreiben lernte ich mehr, diese Verknüpfungen schneller zu stoppen – und: Ich übe noch ...

Das dritte Gutachten ist ein Musterbeispiel ärztlicher Arroganz: Dieser Mann hat offensichtlich nur begrenztes Wissen auf dem Gebiet der Onkologie / Senologie / Lymphologie (und Psycho-logie!), fühlt sich jedoch bemächtigt, ohne mich jemals gesehen zu haben, beliebige Aussagen über meinen derzeitigen (und künftigen!) Gesundheitszustand, meine psychische Verfassung und die erfolgte Therapie zu machen. Er macht offensichtliche Falschaussagen und bewertet den therapeutischen Nutzen verschiedener Therapien willkürlich. Und möglicher Weise glaubt er sogar all das, was er da schreibt.

Das Gute an diesem Gutachten ist, dass es so schlecht ist: Der Schreiber verwickelt sich in Widersprüche und er wird vor Gericht keine einzige seiner auf mich bezogenen Aussagen nachweisen können.

Geradezu infam ist natürlich, dass er auf alle meine Sachaussagen das Schildchen „zu verstehen im Rahmen der Krankheitsverarbeitung" klebt, und damit deutlich macht: „Natürlich will die Frau nicht wahrhaben, dass sie in Wahrheit tot krank ist!" Die Anmaßung geht sogar so weit, dass er zum Abschluss noch eine psychologische Beurteilung über mich abgibt – und genau dort wurden offensichtlich Stellen markiert: Sehen Sie, die Frau lügt nicht nur, die spinnt!

Der menschliche Schaden, den ein solcher Gutachter anzurichten vermag ist immens:

- z.B. sagt er einer Frau, die gerade eine Brust verloren hat, sie sei brusterhaltend operiert worden – was wird das in ihr auslösen, wenn Sie unter diesem Verlust leidet?
- z.B. sagt er einer Patientin, dass der Umstand, dass sie für sich selbst mündige Entscheidungen getroffen hat (die natürlich alle falsch waren ...), ein psychisches Problem sei – was wird das in ihr auslösen, wenn sie in ihrer Entscheidung und ihrer Person nicht gefestigt ist?
- und z.B. sagt er ihr, ihre Ärzte (alle anderen sind doof und außerdem ist sie ja selber schuld daran ...) hätten das wahre Ausmaß der Erkrankung noch gar nicht erfasst und in 2-3 Jahren würde sie „leider" nicht mehr zu retten sein – was wird das in ihr auslösen, wenn sie in Angst ist?

Alles dies geschieht im Zeitraum der Rekonvaleszenz und ist perfekt dazu geeignet, bei Menschen, die bereits in Angst sind, diese zu schüren, Menschen, die unsicher sind, weiter zu verunsichern, Menschen, die in Resignation sind, tiefer zu deprimieren und Frauen, die ihre Erkrankung psychisch noch nicht verarbeitet haben völlig zu demoralisieren – im schlimmsten Fall mit den prognostizierten körperlichen Folgen.

Die Recherchen, die ich betrieb, um all die Behauptungen der Gutachter unter Angabe von medizinischen Quellen zu widerlegen und dadurch zu entkräften, brachten mich jetzt, *nach* meiner Erkrankung in die Art medizinischer Auseinandersetzung, vor der ich mich *während* meiner Erkrankung geschützt hatte.

Ein Beispiel:
Die Aussage des Gutachters, ein Lymphödem nach Entfernung der Achellymphknoten komme nur in 3% der Fälle vor, ist absolut falsch, was ich, da ich eben nicht mit dem weißen „Kompetenzkittelchen" ausgestattet bin, jedoch nur glaubhaft widerlegen kann, wenn ich eine entsprechende medizinische Quelle benenne. Also habe ich verschiedene medizinische Dissertationen und Berichte in Fachzeitschriften zu diesem Thema gelesen.
Was es in der Folge mit mir gemacht hat, war, dass ich einen beginnenden Lymphstau bekam. Ich konnte hinsichtlich meines entfernten Lymphknotens den Satz von Anthakarana „davon wirst du keinen körperlichen Nachteil haben" nicht mehr halten.

Das Phänomen, dass Menschen Erkrankungen manifestieren können, mit denen sie sich (z.B. beruflich) intensiv befassen, ist bekannt.
Vor genau diesen Phänomenen: Folge von Prophezeiungen, Folgen von Erkrankungspotential – sozusagen durch das Wissen um die Möglichkeiten – hatte ich mich vor dieser Zeit so weit als möglich geschützt.

Auf der Ebene, von der dieses Buch handelt, ist dieser gesamte Vorgang nur ein erneuter Spiegel meiner Muster: Die bestehende Rechtslage würde in meinem Fall eine Kostenerstattung ermöglichen – zumal es sich, im Vergleich zur konventionellen Behandlung, um eine enorme Kosteneinsparung handelt! Offensichtlich kann ich das Selbstverständliche nicht selbstverständlich erhalten, sondern muss erst darum kämpfen.

Und: Wenn die Muster eben zur Zeit so sind, dann sind sie zur Zeit so und ich habe die Wahl, darunter zu leiden und weiterhin in den Strukturen eines andauernden Überlebenskampfes zu bleiben oder diese Muster zu verändern.

Der Umstand, dass ich jetzt, für meine Klage so viel Unterstützung erfahre[5], in der inneren Bereitschaft, diese Hilfe zu empfangen, wird auf meine Muster zurückwirken: Ich mache erneut die Erfahrung, dass es Ärzte gibt, die mir helfen – und es besteht die Gefahr, dass ich mich wieder mit jenen verstricke, die mir nicht helfen[6] ...

Auf anraten von Anthakarana habe ich mich entschieden, ab sofort alles, was direkt oder indirekt mit der Klage in Zusammenhang steht, einer Rechtsanwältin zu übertragen. Dies geschieht zu meinem Schutz.

Meine Begründungsschrift zur Klage war zum Zeitpunkt dieser Entscheidung bereits so gut wie fertig, alle hilfreich erscheinenden Unterlagen angefragt oder bereits erhalten – und ich denke, dass ich in der Lage wäre, mich, mit Unterstützung, in diesem Prozess selbst zu vertreten. Doch solange ich dies tue, bleibe ich an meine Erkrankung gebunden und dies kann möglicher Weise dazu führen, dass ich erneut Symptome manifestiere.

Und es gibt noch eine Ebene:

Da in meiner unbewussten Struktur Schutz mit Missbrauch verknüpft wurde, ist es bis heute schwierig für mich, Schutz zu empfangen. Also werde ich jetzt beginnen, diesen Punkt zu verändern: Ich öffne mich dafür, die Trauer zu fühlen, die in mir ist, weil ich in entscheidenden Phasen meines Lebens schutzlos war und ich öffne mich dafür, zu fühlen, dass ich mir Schutz wünsche, dass ich Schutz benötige und dass es möglich ist, Schutz zu erhalten.

---

[1] Meine Eltern gaben weitere 5000.- € dazu, sonst hätte ich mich für die Bezahlung der Operationskosten verschulden müssen.

[2] Ich bin immer wieder überrascht, was Ärzte unter einer Therapieaufklärung verstehen, bzw. es ist mir bis heute unklar. Ich jedenfalls verstehe unter einer Therapieaufklärung eine detaillierte Auskunft über Nutzen und Risiken der vorgeschlagenen Therapie im Vergleich zu anderen möglichen Therapien und in diesem Fall, da ich die Kosten selbst zu tragen gehabt hätte, erwarte ich natürlich einen Kostenvoranschlag.

[3] Ich habe die Summe natürlich nicht bezahlt – allerdings konnte ich diesen Vorgang damals nicht in der Gelassenheit bewältigen, die ich heute dazu habe

[4] Bei allem, was ich in diesem Buch über beteiligte Institutionen und deren Mitarbeiter schreibe, handelt es sich um meine persönliche Meinung. (Meine Rechtsanwältin vertrat die Auffassung, dass es normal ist, dass die Gutachten des MDK wenig mit dem Fall zu tun haben ...)

[5] Die Ärztin, die ich im Januar 2007 in M. aufgesucht hatte, schickte mir sofort ein ärztliches Attest in dem sie ihre damalige Empfehlung bestätigte, sie bescheinigte mir sogar meinen guten Gesundheitszustand und Prof. Dr. Korpan stellte mir je ein Exemplar der umfangreichen Bildbände, die er über seine Arbeit herausgegeben hat, für meinen Gerichtsprozess zur Verfügung!

[6] Der Gynäkologe, den ich zuallererst aufgesucht hatte, fühlte sich offensichtlich bedroht und war nicht bereit seine damalige Aussage schriftlich zu bestätigen. Ich erhielt ein Schreiben mit dem Grundton: Seht her, die Frau spinnt. Auf meine erneute Nachfrage und der nochmaligen Versicherung, dass ich ja nicht gegen *ihn* klage, erhielt ich ein

Schreiben, das schlicht absurd ist: Da das Wort „Tumorverringerung" in seinem ersten Schreiben fällt, er aber nicht mehr gesagt haben will, dass dies mittels Chemotherapie geschehen sollte, schreibt er, er habe eine „chirurgische Tumorverringerung" empfohlen! (Ach, dieser Tumor ist ein bisschen groß, lass uns doch mal die Hälfte davon wegschneiden ...)

Kurze Stichpunkte zum Erstattungssystem:

Im Folgenden habe ich die Grundstrukturen des Erstattungssystems (deren Erarbeitung sonst viel Mühe macht ...) zusammengestellt. Kann im Einzelfall natürlich komplexer sein. Die Angaben beziehen sich auf meine Recherchen in 2006 und 2007, erheben keinen Anspruch auf Vollständigkeit, und können möglicher Weise zu einem späteren Zeitpunkt veraltet sein.

Abrechnung nach DRG Fallpauschalensystem:

Die Erstattung von Krankenhaus / Behandlungskosten in Deutschland erfolgt seit einigen Jahren nach einem Fallpauschalen-System (DRG). Jedes Krankheitsbild und jede Therapie werden hierfür in Tabellen beziffert (ICD und OPS-Nummern). Vom Bundesministerium für Gesundheit wurden diese Tabellen durch das Deutsche Institut für Medizinische Dokumentation (DIMDI) auch für Laien nachvollziehbar veröffentlicht (www.dimdi.de), Sie können hier auch telefonisch Auskünfte erhalten.

Die Bezifferungen aus den Tabellen werden zu DRG-Fallpauschalen zusammengefasst. Das heißt, vergleichbar aufwändige Krankheitsbilder bzw. Operationen werden nach der selben Fallpauschale erstattet. Z.B. ist es egal, ob ein Brusttumor im oberen äußeren Quadranten saß oder im unteren inneren, und um welche Art „großer Eingriff an der Brust" es sich genau handelte, die Diagnose und das Prozedere werden zwar unterschiedlich beziffert, dann aber alle in die selbe DRG zusammengeführt. Verweisen verschiedene Prozedere bei einem operativen Eingriff auf verschiedene Fallpauschalen, wird nach der am höchsten bewerteten erstattet. Eine Erstattung von mehreren Fallpauschalen für einen Eingriff ist nicht möglich. Möglich ist jedoch die Erstattung nach Tagessätzen, falls es keine Fallpauschale für den vorliegenden Fall gibt.

Aufbau und Weiterentwicklung des Fallpauschalensystems ist Aufgabenbereich der INEK, hier werden die Zuordnungen der OPS-Ziffern zu den Fallpauschalen für das jeweilige Jahr veröffentlicht (www.g-drg.de).

Einen online-Grouper finden Sie unter www.uni-muenster.de, dieser gibt nach Eingabe aller Diagnose und Prozedereziffern die zutreffende Fallpauschale an.

Die Bewertungsrelation der DRG-Fallpauschale wird mit dem Basisfallwert des jeweiligen Krankenhauses multipliziert und ergibt dann die Erstattungssumme in Euro.

Bei Klinikaufenthalten ist noch die Aufenthaltsdauer zu beachten, es gibt Sonderfestsetzungen für Aufenthalte, die über oder unter einer jeweils festgesetzten Regelaufenthaltszeit liegen (der Grouper fragt das alles ab).

Die Basisfallwerte der vergangenen Jahre aller Vertragskliniken in Deutschland veröffentlicht der AOK Bundesverband unter www.aok-gesundheitspartner.de, Stichpunkt: Zahl-Basisfallwerte.

Die Festsetzung der DRG-Fallpauschale oder deren Überprüfung ist in den meisten Fällen also nicht sehr kompliziert (wenn man weiß, wie es funktioniert und wo man was findet).

Das Fallpauschalen-System wurde für Abrechnungen im Klinikwesen erarbeitet und erstattet Operationen nach einem Durchschnittswert der jeweiligen Operationsarten. Kostendeckung wird zum einen durch den Ausgleich von Minder- und Übererstattungen bei der Vielzahl der Fälle im Klinikbetrieb erreicht, zum anderen werden die Basisfallwerte im Laufe des Jahres und gegebenenfalls nach Abschluss des Jahres dem Bedarf angepasst, also nötigenfalls entsprechend korrigiert.

D.h. Kliniken arbeiten in jedem Fall kostendeckend.

Für die Kostenerstattung bei Einzelpersonen ist dieses System unge-
eignet, da die genannten Ausgleichs- und Korrekturmöglichkeiten hier
nicht bestehen. Krankenkassen erstatten hier also nur bis zum festgesetzten Durchschnittswert und, sollten Ihre Kosten geringer sein, nur
bis zur Höhe der tatsächlichen Kosten.

Der Medizinische Dienst der Krankenkassen (MDK):
ist ein Organ der Krankenkassen und handelt in deren Auftrag, dies ist
also keine neutrale Instanz, sondern Werkzeug der Gegenpartei.

Die begutachtenden Ärzte des MDK unterliegen nicht der Aufsichts-
pflicht der Ärztekammer, sondern dem Sozialministerium des jeweiligen
Bundeslandes. Dort sitzen Verwaltungsbeamte und keine Ärzte. Es gibt
also keine fachlich kompetente Kontrolle der gutachterlichen Tätigkeit
des MDK.

Widerspruchsverfahren:
Jede Krankenkasse hat einen Widerspruchsausschuss, über den alle
Widerspruchsverfahren abgewickelt werden. Der Widerspruchsausschuss ist mit ehrenamtlichen Mitgliedern besetzt. Diese Mitglieder
haben in der Regel weder eine medizinische noch eine juristische Qua-
lifikation.

Meine Krankenkasse betitelt den Widerspruchsausschuss als „Anwälte
der Mitglieder", was nicht darüber hinwegtäuschen sollte, dass es sich
um ein Organ der Gegenpartei handelt, das natürlich die Interessen
dieser Gegenpartei vertritt (auch wenn die Mitglieder dieses alles finan-
zieren ...).

Ablauf des Widerspruchsverfahrens:
Der eingereichte Widerspruch, wird von einem Sachbearbeiter der
Hauptgeschäftsstelle der Krankenkasse auf die gegebenen Gesetzes-

grundlagen geprüft (im Sinne der Kasse bei der er angestellt ist) und für die Ausschusssitzung des Widerspruchsausschusses vorbereitet.

Der Sachbearbeiter formuliert also sowohl eine Entscheidungsempfehlung für den Widerspruchsausschuss als auch den Widerspruchsbescheid, den der Vorsitzende des Widerspruchsausschusses dann unterzeichnet. (Mein Sachbearbeiter formulierte dies so: „Der Widerspruchsauschuss wird Ihr Anliegen ohnehin ablehnen: Weil ich dies so empfehle".)

Die Ausschusssitzung ist also eine reine Formalität und die ehrenamtlichen Mitglieder des Widerspruchsausschusses lassen sich für diese Formalität instrumentalisieren. (Dies ist, wie alles, was ich hier schreibe, natürlich nur meine persönliche Meinung.)

Erst nach Abschluss des Widerspruchsverfahrens ist die Einreichung einer Klage vor dem Sozialgericht möglich. Die Klage vor dem Sozialgericht ist gerichtskostenfrei.

Gutachten des MDK

An dieser Stelle hatte ich geplant, das dritte Gutachten des MDK abzu-drucken (sozusagen als Musterexemplar emotionaler Manipu-lation). Aus urheberrechtlichen Gründen kann ich dies nicht.

Dieses Dokument ist, nach meinem Empfinden, wirklich erstaunlich: Es umfasst neun unpaginierte DIN A 4 Seiten und ist als fortlaufender Schriftsatz verfasst, also ohne jede inhaltliche Gliederung.

Während die ersten beiden Gutachten wenigstens noch den Anschein erwecken, es handle sich um Sachgutachten – auch, wenn es sich eher um Ansammlungen von sachlich unrichtigen Behauptungen und Mut-maßungen handelt – so spiegelt dieses Gutachten konzeptlos die jeweilige Reaktion des Schreibers auf das jeweilige Schriftstück, das er gerade liest.

Wenn er nicht (zumindest, was meine Schreiben betrifft) zumeist im falschen Wortlaut zitieren würde (und im Konjunktiv), könnte man diese Konzeptlosigkeit für ein raffiniert eingesetztes Mittel halten, um den Leser zu verwirren ...

Unabhängig davon, ob dies mit Absicht geschieht: Es ist ein sehr ge-eignetes Mittel, um (wenig überzeugende) Sachinhalte in den Hintergrund treten zu lassen und Widersprüche und fehlende Kausalitä-ten zu verschleiern.

Der Versuch, die Behauptungen des Erstgutachters in einen nachvoll-ziehbaren, begründenden Sachkontext zu stellen, scheitert und der Schreiber verwickelt sich, da er nicht von den Aussagen des Erstgut-achters abweichen möchte oder kann, in Widersprüche und offensichtliche Ungereimtheiten. In der Folge sind seine Hauptaus-sagen emotionalen und nicht sachlichen Inhaltes:

Er benennt nicht nur die üblichen Leitlinien (auch unpassende – Hauptsache viele), sondern zählt gleich noch einige der medizinischen Fachgruppen auf, die diese Leitlinien verfasst haben (um sich Gewicht zu geben). Er zitiert aus diesen Leitlinien Selbstverständlichkeiten (z.B. dass ein Tumor im Gesunden entfernt werden soll), die in keinerlei Widerspruch zu der bei mir erfolgten Behandlung stehen, dies aber auf diesem Weg implizieren. Er verdreht vorliegende Sachinhalte durch eigenwilliges Zitieren und Uminterpretieren in ihr Gegenteil und er benutzt statistisches Zahlenmaterial willkürlich.

Was der Schreiber hier tut, ist, auf emotionaler Ebene ein Kompetenzgefälle zu erzeugen, das jeden dafür empfänglichen Leser davon überzeugen soll, dass er, der ärztliche Gutachter, hier einen objektiven, wissenschaftlichen Standpunkt vertritt, während ich, „aus verständlichen Gründen", mir eine subjektive Sicht der Dinge zurechtreden möchte (das formuliert er gleich mehrfach).
Und das ist die Botschaft, die bei all denjenigen ankommt, die mit der vorliegenden medizinische Sachlage nicht vertraut sind.

Um dies noch einmal abschließend zu bekräftigen – und damit lässt er auch alles, was ich in Zukunft äußern werde, unter diesem Aspekt wirken – fügt er noch einen Abschnitt „Fachärztliche Stellungnahme (außerhalb der sozialmedizin. Beurteilung)" an, in dem er unmissverständlich klarstellt, dass ich ganz offensichtlich eine psychisch problematische Person sei (seht her, die Frau spinnt).

Ich kann jedem, der ein solches Schreiben erhält, nur empfehlen, konsequent auf der Sachebene zu bleiben und jeden Widerspruch, jede Verdrehung, jedes Falschzitat offen zu legen. Lassen Sie sich nicht blenden von der scheinbaren Kompetenz des Schreibers, er beansprucht diese allein aufgrund seiner Position und der Tatsache, dass er

Arzt ist, was nicht gleichbedeutend damit ist, dass es sich bei dem, was er schreibt, um wissenschaftliche Aussagen handelt.

Ein Beispiel hierzu, alles weitere lesen Sie im folgenden in meinem Widerspruchsschreiben (ich möchte mich nicht erneut damit konfrontieren):

Der Gutachter schreibt: „Durch zahlreiche Studien ist bekannt, dass bei Verzicht auf eine Chemotherapie die Prognose deutlich schlechter ist, bei Verzicht auf eine Lokalbestrahlung steigt das Risiko von 8% auf 30-35% (jeweils Tumorstadienabhängig), ein Lokalrezidiv zu erleiden."

Einen Sprachgebrauch wie diesen benutzen viele Ärzte und unabhängig davon, ob Sie dies in einem Gutachten lesen oder in einer persönlichen Beratung hören, *fragen Sie nach*:[1]

- Welche Studien sind das? Ohne Quellenangabe ist dies erst einmal nur eine Behauptung, und niemand kann nachvollziehen, ob diese Studie für den gegebenen Kontext aussagekräftig ist und zu welchem Ergebnis sie unter welchen Voraussetzungen und Vorgaben für welche Patientengruppe gekommen ist.

- Mit der Formulierung „ist bekannt" impliziert der Gutachter, dass es sich um selbstverständliches Wissen handle, was bedeutet, das diejenigen, die nachfragen auf diesem Gebiet „nichts" wissen. Formulierungen wie diese können dazu führen, dass Menschen glauben, etwas zu wissen, obwohl sie es eigentlich nicht wissen, weil sie nicht nachgefragt haben, um nicht als „Nichtswisser" zu gelten. Tatsächlich möchte ich bezweifeln, dass alle Ärzte die entsprechenden Studien kennen und geprüft haben, sonst würden sie ihren Patienten z.B. eine Chemotherapie in der Regel nicht anraten ...

- Das Wort „Prognose" ist ein eben solcher Allgemeinplatz: Man kann unter einer Prognose vieles verstehen und es bedürfte schon einer genaueren Bezeichnung, um einen so breiten Begriff sachlich greifbar werden zu lassen (Aussicht auf Heilung, Aussicht auf längere Überlebenszeit um statistisch wie viel, Aussicht auf bessere Lebensqualität, im Vergleich zu welcher anderen Therapie ...).

- Die nächste solche Angabe ist „deutlich schlechter",

- und auch statistische Zahlen präsentiert der Gutachter so kontextlos, dass sie keinen greifbaren Aussagegehalt mehr beinhalten: „... von 8% auf 30-35% ..." – hier ist nicht klar, auf welche Patientengruppe sich diese Zahlen beziehen: Auf alle Brustkrebspatientinnen oder nur auf die brusterhaltend operierten? (Eine Frage, auf die man allerdings nur kommen kann, wenn man sich damit befasst hat.) Ebenfalls unersichtlich bleibt, auf welche Tumorstadien und Tumorbefunde sich die Studie bezieht, in welchem Zeitraum die Lokalrezidive auftraten und ob dies eine Auswirkung auf die Überlebenszeit hat ...

Der oben zitierte Satz sagt nichts aus.

---

[1] Die AWMF-Leitlinie zur Brustkrebstherapie, nach der Vertragsärzte behandeln (müssen) bedient sich übrigens ebenfalls dieser Sprache und es wird darin konsequent auf Angaben von Zahlenwerten verzichtet. In Statement 40 wird z.B. "eine geringgradige jedoch signifikante Überlegenheit" eines Chemotherapeutikas im Vergleich zu einem anderen angegeben, was damit gemeint ist, möchte ich hier ergänzen: Das eine Medikament erzielt bei 4,4%, das andere bei 9% der Patientinnen eine statistisch längere Überlebenszeit. Für mein Empfinden ist dies in beiden Fällen eine „signifikant geringgradige" Wirkung (und ich möchte daran erinnern, dass auch Patientinnen, die nur einen Tag länger leben, als der Vergleichswert, in eine solche Statistik einfließen).

Widerspruchsschreiben:

Betreff: mein Einspruch gegen die Kostenerstattung meiner Behandlung in Wien, Widerspruch zum vorliegenden dritten Gutachten des MDK, xx.xx.06.

Sehr geehrter Herr xxx,
das Gutachten des MDK vom xx.xx.06 ist in wesentlichen Sachpunkten, wie unten dargelegt, falsch, in sich widersprüchlich und nicht kausal nachvollziehbar. Die Rechtsgrundlagen, auf die sich mein Antrag stützt, werden wie unten dargelegt, erfüllt:

1) Die Festlegung des **Basisfallwertes** durch die TK ist **zu gering**. *[*]*

2) Nach **Abs. 4 bis 6, §13 SGBV vom 01.01.2004**, bin ich als Versicherte berechtigt, auch Leistungserbringer in anderen EU-Staaten in Anspruch zu nehmen, wenn die Behandlung nur im EU-Ausland möglich ist. **Dies ist hier der Fall.**

3) Alle erbrachten Leistungen sind nach **§12 Abs. 1 SGBV** ausreichend und zweckmäßig und sind somit **abrechnungsfähig.**

4) Die Erbrachten Leistungen sind nach **§ 12 Abs. 1 SGBV** wirtschaftlich und **sparen sogar Kosten ein.**

5) Das Urteil des Bundesverfassungsgerichtes, **BvergG 1 BvR 347/98 vom 6.12.2005** wird in keinem der Schreiben der TK oder des MDK bisher berücksichtigt, obwohl die Kosten meiner Behandlung nach dieser Rechtsgrundlage **erstattungspflichtig** sind.

Zu 1): *[*] Dieser Punkt basiert auf einem Fehler meinerseits, so dass ich die Ausführungen hierzu im folgenden weglasse. Es empfiehlt sich dennoch, gegebenenfalls die Festlegung eines Basisfallwertes zu überprüfen, denn verschiedene Krankenhäuser haben hier verschiedene Sätze vereinbart (Unikliniken liegen in der Regel höher als kleinere Krankenhäuser).*

Zu 2):
Die Ausführungen des Gutachters bestätigen meine Erfahrungen, dass es **die allgemeine ärztliche Auffassung in Deutschland ist, dass es nicht möglich sei, Tumore dieser Größe ohne neoadjuvante Chemotherapie zu operieren.**

Auf S.4 führt er aus, dass „in der Tat eine präoperative, sogenannte neoadjuvante Chemotherapie indiziert" gewesen wäre, um „einen operationsfähigen Lokalbefund zu erreichen", „andernfalls kann nicht garantiert werden, dass eine Entfernung im Gesunden möglich ist" und nennt das „Vorgehen mit präoperativer Chemotherapie" „lege artis". **Ist es richtig, wenn ich die Formulierung „operationsfähig" so verstehen muss. Dass es nicht möglich ist, etwas zu operieren, das nicht operationsfähig ist?**

Kein verantwortungsvoller Arzt wird eine Operation übernehmen, von der er glaubt, sie sei nicht möglich, d.h. es sei nicht möglich, dabei im Gesunden zu operieren und damit die **Mindestanforderung** einer solchen Operation zu erfüllen.
Wenn der Gutachter also schreibt, dass an „qualitätskontrollierten Brustzentren" alle Operationen „möglich" seien (S.8), so trifft dies, schon aus rechtlichen Gründen, natürlich

nur für Operationen zu, die als möglich gelten und mindestens in Aussicht stellen, das Tumorgewebe im Gesunden zu entfernen. Wie der Gutachter bestätigt, besteht diese Erwartung bei Vertragsärzten in Deutschland, in Fällen wie dem meinen, allgemein **nicht**.

Demnach ist es **äußerst unwahrscheinlich**, dass ich in Deutschland eine Vertragsklinik hätte finden können, die im Gegensatz zu dieser, vom Gutachter bestätigten, allgemeinen ärztlichen Auffassung, der Meinung ist, dass der Befund auch ohne vorhergehende Chemotherapie operationsfähig sei.
Und: In welchem geografischen Umkreis, über welche Zeitdauer und bis zu welcher Tumorgröße hätte ich versuchen sollen, dennoch eine Solche zu finden?

In seiner Nennung von möglichen Behandlungsorten benennt der Gutachter im übrigen (S.8) neben einer einzigen Deutschen Klinik nur ausländische Zentren.

Zu 3):
Im Folgenden nehme ich auf einzelne Aussagen des Gutachters Bezug:

a) **Sehr geringes Risiko einer lymphogenen Mikrometastasierung:**
Mit mindestens 90-95% Wahrscheinlichkeit liegt bei mir keine lymphogene Mikrometastasierung, und damit auch keine Ausbreitung der Erkrankung auf den Körper, vor.
Die Aussage des Gutachters, mein Risiko einer lymphogenen Mikrometastasierung liege bei 90%, ist **nicht richtig**. Da der Gutachter die Quelle seiner statistischen Angabe nicht benennt, ist nicht nachvollziehbar, ob und in wie fern hier Fälle von befundfreiem Sentinel eingearbeitet sind. Ich habe mich hierzu erkundigt:

Nach Auskunft eines **Oberarztes der Onkologie** liegt die Wahrscheinlichkeit, dass es zu einer lymphogenen Mikrometastasierung kommt, bei Fällen, in denen der 1. Lymphknoten (Sentinel) befundfrei diagnostiziert wurde, **nur bei 5-10%**. Diese Statistik hat sich nach seinen Erfahrungen (Klinik mit 200 Operationen unter Bestimmung des Sentinel pro Jahr) in der Praxis bestätigt.
Eine aktuelle Dissertation der **Universitätsklinik München** (Anna Schalmann, zur diagnostischen Aussagefähigkeit der Sentineltechnik, 2006, Dekan Prof. Dr. med. D. Reinhardt) benennt eine **falsch-negativ-Rate bei Sentinel** von 2-9%. Innerhalb dieser Rate bewegen sich alle untersuchten Patientinnen der Vergleichgruppe, **unabhängig von Tumorgröße, Differenzierungsgrad oder Proliferationsmarker**. Die Vorteile der Sentinel-Methode hinsichtlich der Lebensqualität (Lymphödem) wird betont.

Eine Nachfrage in der **Földi-Klinik, Fachklinik für Lymphologie** bestätigte die o.a. Werte ebenso wie Beiträge in der **Onkologischen Fachzeitschrift Journalonkologie 02/03 und 08/05.**

In der **Neufassung der UICC-Leitlinien** zum Tumorstaging wurde übrigens die Sentinellymphonodektomie als Methode für Lymphknotenstaging etabliert und auf eine grundsätzliche Mindestanzahl (10 Stück, darauf beziehen sich die Gutachter) zu untersuchender Lymphknoten, im Gegensatz zur vorhergehenden Leitlinie verzichtet.

Es ist richtig, dass auch die neueren Leitlinien bisher eine OP mit Sentinel sicherheitshalber nur bei kleineren Tumoren empfehlen, ist die Sentinelmethode aber mit Feststellung des SNB negativ dennoch erfolgt, **verliert der Befund dadurch keineswegs seine Aussagefähigkeit (s.o.)**. Die Entscheidung, das Risiko einer Nachoperation bei Positivbefund einzugehen, liegt selbstverständlich bei mir, denn ich trage auch das Risiko der Folgemorbidität einer Axilladissektion.

b) **Falsche statistische Angabe des Gutachters:**
   Der Gutachter gibt auch zu seiner Angabe, ein Lymphödem komme in weniger als 3% der Fälle vor (S.6), keine Quelle an und damit ist auch diese Angabe nicht nachvollziehbar.
   Nach einer Studie der **Universität München** (Yevgenya Sorokina, Dissertation zum Thema Lymphödem und Morbidität nach primärer Mammakarzinom-Therapie, 2006, Dekan: Prof. Dr. D. Reinhardt), liegt bei der von den Gutachtern empfohlenen Therapie in jener Vergleichsgruppe die Rate an messbaren Lymphödemen des Armes, bei 25% (andere Quellen, die genannt werden, sprechen sogar von 38-44%), manuelle Lymphdrainage erhielten 61%, einen Armstrumpf zur Kompression trugen 17%, und dies ist nur ein Teil des benannten Beschwerdebildes.
   Ich zitiere: „Das Armlymphödem nach Mammakarzinom ist die häufigste Komplikation einer kurativen Behandlung dieser Erkrankung." Diese Einschätzung wird von allen mir vorliegenden Quellen geteilt.

c) **Kein Rezidiv:**
   Der Gutachter schreibt, dass er nicht beurteilen kann, ob es sich bei meiner zweiten OP um ein Rezidiv gehandelt hat (S.8), auf Seite 5 definiert er Lokalrezidiv als einen Vorgang, der nach 6 Monaten eintritt, was in meinem Fall nicht zutrifft. Weiter schreibt er, dass die Wahrscheinlichkeit, dass es sich **nicht um ein Rezidiv** handelte, „**außerordentlich hoch**" sei.
   Nicht nachvollziehbar ist, dass er es dennoch als Rezidiv behandelt.

d) **Keine Brusterhaltende Therapie:**
   Da es sich bei meiner 1. OP nicht um eine „brusterhaltende Therapie" handelte, sondern um eine **subcutane Mastektomie**, d.h. die Brustdrüse wurde vollständig entfernt, widerspricht die Behandlung der vom Gutachter auf S.4 benannten Leitlinie nicht. Eine **erhöhte Rezidivgefahr besteht also ebenfalls nicht** . (Interessanter Weise möchte der Gutachter die Brust, von der er sagt, sie sei erhalten worden, später (S. 7 unten) wieder aufbauen ...)

e) **Hauttransplantation wurde eingespart:**
   Die Aussage des Gutachters zum Thema Hauttransplantation ist ebenfalls **nicht richtig**. Nicht ich, sondern meine behandelnden Ärzte kamen unter Ansehen der genauen Ausdehnung und Lokalisation des Tumors und unter Einbeziehung der radiologischen Befunde zu einer solchen, vorbehaltenen Operations-Planung.
   Der Gutachter dagegen meint, dies nach Berichten und Leitlinien beurteilen zu können.

160

f) Die Unterteilung des Gutachters in kurative (heilende) und palliative (lindernde) Maßnahmen, mit der er aufzeigen möchte, dass meine bisherige Behandlung nicht ausreichend sei, ist objektiv **nicht nachvollziehbar:** Da bei mir derzeit keine Tumore nachgewiesen werden können und es auch keine anderen Hinweise auf ein mögliches Bestehen von Tumoren gibt (Lymphknotenbefund, Blutuntersuchungen), können also derzeit auch keine geheilt werden und die vom Gutachter „kurativ" genannte Chemotherapie kann hier folgerichtig nur als vorbeugende Maßnahme bezeichnet werden. Meines Wissens gibt es allerdings bisher keinen wissenschaftlichen Nachweis dafür, dass Chemotherapie Krebserkrankungen erfolgreich vorbeugt.

Das Kryosprayverfahren nennt er „plausibel", teilt es jedoch den „palliativen" und „vorbeugenden" Maßnahmen zu. Ich möchte dazu anmerken, dass das Kryosprayverfahren angewendet wurde, um mögliche lokale Mikrometastasen zu vernichten, also aus dem selben Grund und zum selben Zweck, wie eine Strahlenbehandlung, die der Gutachter als „indiziert" bezeichnet.

Der Gutachter teilt sogar die Entfernung des Tumors den lindernden Maßnahmen zu (vergleichbar etwa einer Schmerzbehandlung).
Alle mir bekannten Quellen und die bestehende medizinische Praxis bezeichnen die Entfernung des Tumors dagegen selbstverständlich als kurative Maßnahme: Genauer gesagt ist es der unverzichtbare Hauptbestandteil jeder kurativen, schulmedizinischen Tumorbehandlung.

g) **Kein Nutzen durch Chemotherapie für nodal-negative Patientinnen:**
Auf S. 5 schreibt der Gutachter: „Durch zahlreiche Studien ist bekannt, dass bei Verzicht auf eine Chemotherapie die Prognose deutliche schlechter ist ..." Die Formulierung „deutlich schlechter" erscheint mir nicht eben wissenschaftlich. Auf S.6, ähnlich unpräzise, spricht er von „einer geringeren Effizienz" ohne Chemotherapie. Er benennt dabei keine einzige dieser „zahlreichen Studien" und macht auch keine Quellenangabe. Es ist also nicht nachvollziehbar, ob eine dieser Studien vergleichbare Fälle untersucht hat und wie das Ergebnis ausfällt.

Der Nutzen einer adjuvanten Chemotherapie für nodal-*positive [=Lymphknoten erkrankt]* Patientinnen für die Überlebenszeit liegt nach Angabe der EBCTCG *[Dies ist die z.Z. weltweit größte Brustkrebsstudie]* je nach Medikament bei 4,4% bis 9%, das heißt, in über 90% der Fälle gibt es hier keinen Überlebensvorteil durch Chemotherapie. Für nodal-negative Patientinnen (Lymphknoten befundfrei, wie bei mir der Fall) konnte ein möglicher Nutzen bisher nicht nachgewiesen werden.

h) **Statistische Angabe nicht nachvollziehbar:**
Eine Quellenangabe zur nachfolgend angeführten Statistik (Rezidivrisiko ohne Strahlenbehandlung) fehlt ebenfalls und so ist auch hier nicht nachvollziehbar, auf welche Patientengruppe, mit welchem Befund, welcher Therapie und innerhalb welchen Zeitraumes sie sich genau beziehen soll und also, ob sie hier überhaupt zutreffend ist. Ich gehe davon aus, dass es sich nicht um eine vergleichende Studie Strahlentherapie / Kryosprayverfahren bei alblatio mammae handelt, wie sie hier relevant wäre.

Dr. Wilhelm Friedel (Chirurgische Klinik Uni Heidelberg) ebenso wie Dr. B. Fischer (USA) haben in entsprechenden Studien übrigens bereits vor Jahren belegt, dass die Überlebenszeit bei Brustkrebspatientinnen, bezogen auf 10 bzw. 9 Jahre, mit oder ohne Strahlentherapie gleich hoch ist (MT Nr. 6/82 und NEJM 89; 320:822).

Die hier aufgeführten Richtigstellungen zu den Aussagen des Gutachtens sind nicht vollständig, es handelt sich nur um eine Gegendarstellung der wichtigsten Sachpunkte.

Zusammenfassung:
Aus den Ausführungen a) bis h) wird deutlich, dass die Aussagen des Gutachters nicht „objektiv" und nicht richtig sind:
Das Risiko einer lymphogenen Mikrometastasierung ist in meinem Fall **sehr gering**, eine erhöhte Rezidivgefahr **besteht nicht**. Die mutmaßliche Prognose des Gutachters (Auftreten von Metastasen in 2-3 Jahren) ist somit nicht begründbar.

Es ist interessant: Einige Gutachter des MDK fühlen sich offensichtlich befähigt, die Zukunft vorher sehen zu können und zumindest Herr xxxxx scheut sich auch nicht, diese „Fähigkeiten" in einer Weise zu verwenden, wie sie von seriösen Ärzten als unethisch bezeichnet wird.

Zu 4):
Wie unter 3a) bis h) bereits ausgeführt, war meine Behandlung in Wien zweckmäßig und ausreichend. Im Folgenden zur Wirtschaftlichkeit:

A) **Kosten in Wien geringer:**
   Meine Entscheidung für die erfolgte Behandlungsform hat nicht zu höheren Behandlungskosten geführt, ganz im Gegenteil: Siehe **Kostengegenüberstellung** in **Anlage 1**.
   Die Behauptung der Gutachter, diese Kosten würden alle noch entstehen, erweist sich aus Punkt 3a)-h) als nicht begründbar.

B) Die **DRG-Eingruppierung des Gutachters für die 2. OP in J25Z ist nicht richtig**, da der Gutachter die Entfernung von Teilen der Fascia Pectoralis nicht einbezieht. OPS 5-870.0 und andere OPS-Ziffern der J25Z umfassen einen solchen Operationsteil nicht. Resect.Fasc.Pect finden sich u.a. in OPS 5-874.01 oder 5-872.1, welche beide der DRG J23Z zugeordnet sind.
   Möglicher Weise sollten Sie dem Rat des Gutachters folgen, und hierzu besser einen „Medizin-Controller" befragen, denn nicht nur seine „Klinikkollegen" haben hier offensichtlich Schwierigkeiten.
   Bezüglich der Festsetzung der DRG-Ziffer unter Einbeziehung der üblichen Klinikaufenthaltsdauer in Deutschland bei einer vergleichbaren Operation, war die **Festsetzung durch die TK** nach meinem Erachten hier **korrekt**.

C) Für die **Festsetzung der 1. OP** kommt der Gutachter nicht zu einer eindeutigen Entscheidung (Nachtrag vom 29.11.06), die Erstattung ist bei beiden zur Auswahl stehenden DRGs, gemessen am tatsächlichen operativen Kostenaufwand, nach wie vor **unangemessen**.

Zu 5):
Das **Urteil des Bundesverfassungsgerichtes**:
„Es ist mit den Grundrechten aus Art. 2 Abs. 1 GG in Verbindung mit dem Sozialstaats-
prinzip und aus Art. 2 Abs. 2 Satz 1 GG nicht vereinbar, einen gesetzlich
Krankenversicherten, für dessen lebensbedrohliche oder regelmäßig tödliche Erkrankung
eine allgemein anerkannte, medizinischem Standard entsprechende Behandlung nicht
zur Verfügung steht, von der Leistung einer von ihm gewählten, ärztlich angewandten
Behandlungsmethode auszuschließen, wenn eine nicht ganz entfernt liegende Aussicht
auf Heilung oder auf eine spürbar positive Einwirkung auf den Krankheitsverlauf besteht."

Die Behandlung, welche die Gutachter des MDK als indiziert bezeichnen, führte bisher
nicht dazu, dass meine Erkrankung schulmedizinisch als heilbar gilt. Es handelt sich also
in meinem Fall um eine (Gesetzestext) „regelmäßig tödliche Erkrankung". Die bei mir
durchgeführte chirurgische Maßnahme bewegt sich innerhalb des Rahmens der anerkannten, dem medizinischen Standard entsprechenden Behandlungsmethode und ist
deshalb regulär erstattungsfähig.
Ein operativer Nachteil durch den Verzicht auf die neoadjuvante Chemotherapie ist
nachweislich nicht entstanden, denn es wurde überall im gesunden operiert. Ein Nachteil
durch das subcutane Vorgehen entstand ebenfalls nicht, ganz im Gegenteil (s. 3e)).
Erfolge von Chemotherapie bei nodal-negativen Patientinnen können bisher nicht nachgewiesen werden (s. 3a), 3g)) und eine solche müsste hier eindeutig als experimentell
bezeichnet werden.
Einen nachgewiesenen Überlebensvorteil durch Strahlentherapie gibt es ebenfalls nicht
(s. 3h), zur Verhinderung möglicher Lokalrezidive wurde das Kryosprayverfahren einge-
setzt.

Es gibt also über die Operation hinaus hier keine anerkannte medizinische Folgebehand-
lung, die mir eine nennenswerte Aussicht auf Heilung oder eine relevante längere
Überlebenszeit versprechen kann.
Bei der von mir gewählten Therapie handelt es sich ohne Frage um eine „ärztlich ange-
wandte Behandlungsmethode", die eine „spürbar positive Einwirkung auf den
Krankheitsverlauf" zeigt.

Ich möchte in diesem Zusammenhang daran erinnern, dass in unserer Demokratischen
Verfassung **Grundrechte auf Selbstbestimmung und die Wahrung der körperlichen
Unversehrtheit** festgeschrieben sind und dass die Sozialrechte den Grundrechten unter-
geordnet sind. Es ist also grundsätzlich rechtlich nicht zulässig, eine Kostenerstattung an
die Teilnahme an einer risikoreichen, in diesem Fall noch dazu eindeutig experimentellen
und bleibende Schäden hinterlassenden Therapieform wie z.B. Chemotherapie zu binden
und auf diesem Wege Patienten, die sich zur Wahrung ihrer körperlichen Unversehrtheit
und in Ausübung ihrer selbstverständlichen menschlichen Selbstbestimmung gegen eine
solche Maßnahme entscheiden, finanziell zu diskriminieren.
Argumente dieser Art sind unabhängig von jeglicher Leitlinie grundgesetzwidrig.

Ergänzend möchte ich daran erinnern, dass eine Leitlinie lediglich eine allgemeine Emp-
fehlung darstellt und keineswegs eine verpflichtende Behandlungsvorschrift.
Selbstverständlich ist eine begründete Einzelfallentscheidung immer einer allgemeinen
Grundsatzempfehlung überzuordnen. Dass die Therapieentscheidung letztlich bei der
Patientin liegt, ist ebenso selbstverständlich und auch dies kann folglich nicht dazu he-
rangezogen werden, eine Leistungserbringung abzulehnen.

Der Vorteil der bei mir durchgeführten Behandlung liegt u.a. in der **Vermeidung behandlungsbedingter Gesundheitsschäden:**
In Wien wurde mir die medizinisch notwendige Operation unter Verzicht auf eine neoadjuvante **Chemotherapie** ermöglicht. Dadurch konnten u.a. **folgende Schäden** vermieden werden:

- irreversible Schädigung des Knochenmarks (mit langfristig u.U. tödlichen Folgen)
- Schädigung gesunder Zellen
- irreversible Schädigung lebenswichtiger innerer Organe (Herz, Leber, Nieren, Lunge, Magen-Darm) mit möglichen tödlichen Komplikationen (z.B. Herzinfarkt) und langfristig tödlichen Folgen (z.B. Nierenversagen, Herzversagen)
- Schädigung des Immunsystems
- mutagene und **cancerogene** Wirkung
- *[chronische Erschöpfung, Unfruchtbarkeit]*

Diese unerwünschten Wirkungen von Chemotherapeutika wurden bereits vor Jahren von renommierten Ärzten wie z.B. Dr. Ulrich Abel, Tumorzentrum Heidelberg, Tumorspezialist Prof. Carl-Gottfried Schmidt u.a. benannt.
Die AWMF-Leitlinie zur Frühberentung spricht übrigens ganz selbstverständlich davon, dass die Behinderungen die für die Frühberentung abgeklärt werden, Folgen der Therapie sind und in der Regel nicht Folgen der Erkrankung. Als Folgen von Chemotherpie werden hier genannt: Polyneuropathie *[= Gefühllosigkeit]* (Hände / Füße, bis hin zur Gangunsicherheit), Organschäden, z.B. toxisch bedingte Herzinsuffienz und Knochenmarkdepression).

In Wien wurde mir sinnvoll der Verzicht auf eine Strahlentherapie ermöglicht, in dem mir das **Kryosprayverfahren** angeboten wurde. Diese Therapieform konnte ich nur in Wien erhalten.
Folgende **Schäden durch Strahlentherapie** konnten dadurch u.a. vermieden werden:

- irreversible Zerstörung der Mitochondrien aller bestrahlten Zellen (auch der Gesunden)
- mutagene und **cancerogene** Wirkung der Strahlung
- Schädigung des lymphatischen Systems und damit der Immunabwehr

Die AWMF-Leitlinie zur Frühberentung benennt als Folgen der radiologischen Therapie: Lymphödeme, Bewegungseinschränkungen des Arm-Schulter-Bereich, reduzierte Kraft (Muskelverschmächtigung), neurologische Störungen, Strahlenpneumonitis und –fibrose nach Bestrahlung der Toraxwand (bei Mastektomie) *[Symptome vergleichbar einer Staub- oder Asbestlunge]*.

Das Kryosprayverfahren zieht meines Wissens keine schädlichen Wirkungen nach sich.

Aufgrund des geringen Risikos einer lymphogenen Mikrometastasierung und des nicht nachgewiesenen Nutzens von Chemotherapie bei nodal-negativen Patientinnen, ist der Verzicht auf so hochgradig belastende, und u.U. tödliche Behandlungen in der Nutzen-Risiken-Abwägung eindeutig zu meinem gesundheitlichen Vorteil.

Zum Abschluss:

Grundsätzlich möchte ich anmerken, dass das Gutachten des Herrn xxxxx vom xx.xx.06 aus der gleichen Amtsstelle stammt, wie die zwei Gutachten von Herr oder Frau xx und man hier also **nicht** von einem **unabhängigen Gutachten** ausgehen kann. Darüber hinaus ist keiner der Gutachter Onkologe oder Senologe. Einige Aussagen entsprechen offensichtlich nicht dem derzeitigen Stand der medizinischen Forschung und der heute gängigen Praxis.

Da der Gutachter offensichtlich nicht willens oder in der Lage war, mich korrekt zu zitieren, lesen Sie bitte in **Anlage 2** eine entsprechende Richtigstellung.

Der Gutachter geht über mehrer Seiten wiederholt auf ein Anschreiben ein, das ich an den Vorstand der TK gerichtet hatte (xx.xx.06, 7 Punkte, im Gutachten fälschlicher Weise als „Einspruchsschreiben" bezeichnet). Dieses Schreiben enthält meine persönliche Meinung zu überwiegend allgemeinen sozialpolitischen Inhalten. Zur Klärung der anstehenden Sachfrage ist dieses Schreiben weder sachdienlich noch relevant und dafür war es auch nicht gedacht.
Leider lässt der Gutachter in der Folge wesentliche Teile der medizinisch und rechtlich relevanten Punkte meines auf die Rechtslage des Falles bezogenen Widerspruchsschreibens vom xx.xx.06 (Ersatz für xx.xx.06) unbearbeitet. Siehe hierzu **Anlage 3**.

Ich gehe davon aus, dass es ein Versehen der TK war, dass das o.g. Schreiben an den Vorstand der TK, ebenso wie ein persönlich an Prof. Dr. xxx, 1. Vorsitzender der TK, gerichtetes Anschreiben (xx.xx.06, dieses Schreiben ist nicht aufgelistet, lag aber offensichtlich vor, denn es wird daraus zitiert), ebenso wie das ausdrücklich zu ersetzende Widerspruchsschreiben vom xx.xx.2006 an den MDK zur Begutachtung weitergeleitet wurde.

Der Gutachter, Dr. med. xxxxx, Facharzt für Frauenheilkunde und Geburtshilfe, beendet sein Schreiben auf S. 9 mit einem Abschnitt „außerhalb der sozialmedizinischen Beurteilung". Hier wird überdeutlich, **dass es ihm an Sachargumenten fehlt** und ich hoffe es ist überflüssig, wenn ich darauf hinweise, dass selbst ein promovierter Psychologe üblicher Weise „tiefenpsychologische Erkenntnisse" über eine ihm unbekannte Person nicht in einer Schnell-und-Fern-Diagnose erwirbt.

Mit freundlichen Grüßen,

Anlage 1-3

Kopie:
Prof. Dr. xxx, (1. Vorsitzender der Krankenkasse)
Petitionsausschuß des Bundestages, Nachtrag

Anlage 1:   Kostengegenüberstellung

Da ich davon ausgehe, dass Sie meiner Bitte, die Kosten meiner Behandlung den Kosten
der von den Gutachtern benannten Behandlung gegenüber zu stellen, nicht gefolgt sind,
habe ich dies für Sie erarbeitet:

Kosten 1. OP:	9.393,79 € davon erstattet:	4.500,60 €	Rest: 4.893,19 €
Kosten 2. OP:	4.849,77 € davon erstattet:	4.500,66 €	Rest: 349,11 €
Summe Kosten	14.243,56 € davon erstattet:	9.001,26 €	Rest: 5.242,30 €

Eingespart wurden:

Ambulante, percutane Strahlentherapie (da üblicher Weise eine Strahlentherapie 4-6
Wochen nach der Operation begonnen wird und nicht nach über einem halben Jahr, ist
diese in der zeitlichen Indikation vorbei und kann deshalb auch nicht mehr anfallen):
28 einzelne Tagessitzungen z.b. OPS 8-520 (oder 8-522 oder 852ff), DRG J62B
Kosten pro Sitzung: 530,70 €   Gesamtkosten ca.: 14.000 €

Chemotherapie: (da meine OP in der Vergangenheit liegt, ist eine neoadjuvante Chemo-
therapie, die in Deutschland OP-Voraussetzung gewesen wäre, Vergangenheit und damit
definitiv eingespart)
Für die Chemotherapie selbst, je nach Medikament: 5.000,- bis 8.000,- €
Mit üblichen Neben- und Nachbehandlungen mindestens: 20.000.- €
Bei Komplikationen und deren Behandlung: 60.000,- €
(Angaben eines Sachverständigen)

Gesamteinsparung: **mindestens:**   **34.000,- €**
in einem ungünstigeren Fall: 74.000,- €

Kosten, die für Behandlung von Langzeitschäden in Folge Chemo- und Strahlentherapie
entstehen würden (ich bin jetzt 40 Jahre alt) sind derzeit nicht abschätzbar.

Eingesparte Kosten von Lymphdrainagebehandlungen, postoperativem Reha-Aufenthalt
(der mittlerweile ebenfalls zeitlich vorbei ist), möglicher Brustrekonstruktion (6.500,- bis
7.500,- € - daran bin ich nicht interessiert) und deren mögliche komplikative Folgebe-
handlungen ebenso wie mögliche, auch im Kostenfaktor schwerwiegenden,
Behandlungen, wie z.B. Knochenmarkstransplantation u.a. wurden hier nicht einbezogen.

Abschließend möchte ich ergänzen, dass die operative Entfernung meines Tumors nur
ein Teil eines **komplexen, ganzheitlichen Therapiekonzeptes** ist, für das ich mich, um
zu einer dauerhaften Gesundung zu gelangen, bei Beginn meiner Erkrankung entschieden habe und das bis heute andauert. Es ist nicht auszuschließen, dass meine
nachweislich hervorragenden Befunde im Zusammenhang mit dieser Therapie stehen.
Diese gesamte Therapie habe ich im Übrigen **aus eigenen Mitteln bezahlt**.

Anlage 2: Richtigstellung der Zitate und deren Kontext

Falsch: Gutachten S.6: „Fr. Müller führt ... aus, dass bei Berufung bezüglich der Kostenerstattung auf Leitlinien die medizinische Weiterentwicklung beendet (?) werde."

Richtig: Mein Anschreiben an den Vorstand der TK, xx.xx.06: „so lange Sie sich bei der Kostenerstattung auf Leitliniengerechtigkeit berufen, verhindern Sie (v.a. in der Onkologie dringend notwendige) medizinische Weiterentwicklung". Der Ausdruck „beendet" fällt hier nicht. Außerdem ist dies meine persönliche gesundheitspolitische Meinung und diese ist hier nicht Fallrelevant.

Falsch: Gutachten S.4: „Da die Patientin jedoch ausdrücklich auf eine brusterhaltende Operation bestand, weil sie – wie im Operationsbericht ausdrücklich dargelegt – eine vollständige Brustentfernung ... ablehnte"

Richtig: Der OP-Bericht vom xx.xx.06 enthält den Begriff „brusterhaltende Operation" nicht. Vielmehr wird von meiner Einwilligung zu einer „subcutanen Mastektomie" berichtet. Dies stellt keine brusterhaltende OP dar, da die gesamte Brustdrüse dabei entfernt wird.

Falsch sind die Schlüsse, die der Gutachter S.5 aus meinem Satz, ich „wurde als gesund entlassen", zieht. Das Schreiben, das diesen Satz enthält, ist vom xx.xx.06, also 8 Tage nach meiner Entlassung von meiner 1. OP, und ist zu aller erst Ausdruck meiner Freude, über die nachweislich gelungene Operation und die ebenfalls nachweislich hervorragenden Befunde. Über den Grad meiner Aufklärung zur Nachsorge gibt dies keinerlei Auskunft und es ist ebenfalls keinerlei Zukunftsprognose darin enthalten. In Anbetracht der Tatsache, dass keiner meiner behandelnden Ärzte bei der Größe des Tumors die Vorstellung hatte, dass der untersuchte Lymphknoten gesund sein würde und also wider Erwarten kein Hinweis auf eine Ausbreitung der Erkrankung vorliegt, ist die Bezeichnung „gesund" eine absolut zutreffende Bezeichnung für meinen damals gegenwärtigen Zustand – ebenso, wie ich zum heutigen Zeitpunkt (da nichts gegenteiliges nachgewiesen werden kann) wohl als „gesund" gelten muss.

Falsch ist, wenn der Gutachter auf S. 9 auf diesen Satz zurückgreift und von „geheilt entlassen" spricht. Der Ausdruck „geheilt" enthält eine abschließende Prognose und davon war niemals die Rede, weder von meiner Seite, noch von Seiten meiner Ärzte.

Richtig ist das Zitat, dass durch die von mir gewählte Vorgehensweise bisher „nachweislich keine" Nachteile entstanden sind, denn es ist in der Tat nicht möglich, derzeit Nachteile nachzuweisen. Alles, was der Gutachter dem entgegenhält, sind Zukunftsprognosen, also Mutmaßungen, die er auf der Basis von überwiegend falschen oder unzutreffenden Statistiken macht (s. Punkt 3 a)-h)).

Falsch: Gutachten S. 8: ... „war die im Operationsfeld abgesandte Seite der Naht, so dass es sich offensichtlich nur um einen Primärtumor handelte und nicht um eine Vertiefung der Erkrankung".

Richtig:	Widerspruchsschreiben vom xx.xx.06, Punkt 1 b): ... „war die dem Operationsfeld abgewandte Seite einer Naht, so dass es sich (auch histologisch) hierbei offensichtlich noch um den Primärtumor handelte ..."
Falsch:	Gutachen S.8: „aus ihrer Sicht zu ihrem guten Recht zu kommen"
Richtig:	Eine solche oder so ähnliche Aussage habe ich in keinem meiner Anschreiben gefunden.
Anmerkung:	Die Bezeichnung „eines ... aufgebrochenen Mammakarzinoms" (Gutachten S.9), erscheint mir zumindest für Laien irreführend, denn die Oberfläche des Tumors war über die gesamte Zeitdauer geschlossen, also keine offene Wunde o.ä.

Diese Auflistung ist nicht vollständig und umfasst nur jene Falsch-Zitate, die meinen Wortlaut auch inhaltlich verzerren. Allerdings möchte ich persönlich mich, in Anbetracht dieser Auflistung, nicht unbedingt auf Zitate anderer Quellen durch diesen Gutachter verlassen.

Anlage 3:   Nicht einbezogene Sachpunkte; fehlender Nachweis der Quellen

Auf nachfolgende Sachpunkte meines Widerspruchsschreibens vom xx.xx.06 (Punkt 1-3) und mein Widerspruchsschreiben vom x.x.06 (Punkt 1-10) ist der Gutachter nicht eingegangen:

x.x.06, Punkt 6:
„Es gibt im CT außerhalb des Tumors keinerlei Befunde". „Bis heute war kein einziger Tumormarker auffällig ..." und Punkt 7: „Die Annahme, dass das tatsächliche Stadium der Erkrankung ... noch gar nicht erkannt sei, kann von keinem der vorliegenden Befunde belegt werden".
Wie hier unter Punkt 3 a) dargelegt, bezieht er den gesunden Befund des untersuchten Sentinel nicht in seine Prognose mit ein, ebenso wenig die Ergebnisse der Blutuntersuchungen. Ich möchte daran erinnern, dass Tumormarker in der Medizin allgemein als aussagefähig bewertet werden.

Widerspruchsschreiben vom xx.xx.06, S. 2, Punkt 1 a:
„Es gibt keine DRG-Fallpauschale, mit der hier die notwendigen Krankenhausleistungen abgegolten werden könnten". Die tatsächlichen Kosten meiner 1. OP werden vom Erlös durch das Erstattungssystem bei dem von der TK angesetzten Basisfallwert, durch keine der hier zur Auswahl stehenden DRGs abgegolten. Das Erstattungssystem nach DRG beinhaltet, neben dem plus-minus-Ausgleich für den Klinikbetrieb Basisfallwertkorrekturen nach Jahresabschluss, um gegebenenfalls eine Kostendeckung zu erreichen.

Ebenda S. 3, Abschnitt 2:

Auf die schwerwiegenden und u.U. tödlichen Folgeschäden durch Chemotherapie geht der Gutachter nicht ein, bzw. spricht (S.6) von „weniger Nebenwirkungen" (bei Verzicht darauf).

In Anbetracht seines willkürlichen Umgangs mit Zahlenmaterial und der Bagatellisierung bzw. Nichterwähnung der Risiken der Behandlungsform, möchte ich mir ein, „ausführliches Aufklärungsgespräch" (S.6) durch Dr. med. xxxxx in der persönlichen Beratung möglicher Patientinnen lieber nicht vorstellen.

Ebenda S. 3, Abschnitt 5:
Zu der Tatsache, dass Ärzte im allgemeinen bei einem Befund wie dem meinen bereits viel früher mit einer Ausbreitung der Erkrankung rechnen und dass diese im Regelfall längst nachweisbar sein müsste, äußert der Gutachter sich nicht.
Ich gehe davon aus, dass in der Studie, die er mit 90% lymphogene Mikrometastasierung für große Tumore angibt, falls diese überhaupt stimmt, die lymphogene Mikrometastasierung bei den Patientinnen auch <u>nachgewiesen</u> werden konnte.

Ebenda S. 3, Punkt 3):
Die medizinischen Vorraussetzungen zum Urteil des Bundesverfassungsgerichtes werden vom Gutachter nicht untersucht.

<u>Falsche oder unzutreffende Statistiken, fehlende Quellenangaben:</u>

Wie bereits dargelegt, sind zwei von drei vom Gutachter benannte statistische Angaben falsch oder unzutreffend. Ich gehe daher davon aus, dass dies auch auf die dritte Angabe zutrifft. Zu keiner dieser Angaben benennt er eine Quelle.

Sie werden mir sicher nicht widersprechen, wenn ich die <u>Richtigkeit und Nachvollziehbarkeit</u> der gemachten Angaben, ebenso wie zitieren im korrekten Wortlaut, als <u>Mindestvoraussetzung eines qualifizierten Gutachtens</u> bezeichne.

Das vorliegende Gutachten erfüllt diese Mindestvoraussetzung nicht.

Quellennachweis und Literaturhinweise

[1]   Anthakarana , Gefühle
        die Sprache der Seele und der emotionale Fluss der Erde
        BoD Verlag Norderstedt, 2002
[2]   Lothar Hirneise, Chemotherapie heilt Krebs und die Erde ist
        eine Scheibe, Enzyklopädie der unkonventionellen Krebsthera-
        pien, SENSEI Verlag, Kernen, 2002
[3]   Brandon Bays, The Jourey. Der Highway zur Seele.
        Ullstein Taschenbuch
[4]   © Christopher Moore, Die Bibel nach Biff, erschienen in deut-
        scher Übersetzung von Jörn Ingwersen 2002 im Wilhelm
        Goldmann Verlag, München, einem Unternehmen der Verlags-
        gruppe Random House GMBH, S. 328
[5]   Copyright 1964 Margaret Fishback Powers
        übersetzt von Eva-Maria Busch
        Copyright der deutschen Übersetzung 1996 Brunnen-Verlag
        Gießen. www.brunnen-verlag.de
        Abdruck mit freundlicher Genehmigung des Brunnenverlages,
        Gießen:

Spuren im Sand

Eines Nachts hatte ich einen Traum:
Ich ging am Meer entlang mit meinem Herrn.
Vor dem dunklen Nachthimmel
erstrahlten, Streiflichtern gleich,
Bilder aus meinem Leben.
Und jedes Mal sah ich zwei Fußspuren im Sand,
meine eigene und die meines Herrn.

Als das letzte Bild an meinen Augen
vorüber gezogen war, blickte ich zurück.
Ich erschrak, als ich entdeckte,
dass an vielen Stellen meines Lebensweges
nur eine Spur zu sehen war.
Und das waren gerade die schwersten
Zeiten meines Lebens.

Besorgt fragte ich den Herrn:
Herr, als ich anfing, dir nachzufolgen,
da hast du mir versprochen,
auf allen Wegen bei mir zu sein.
Aber jetzt entdecke ich,
dass in den schwersten Zeiten meines Lebens
nur eine Spur im Sand zu sehen ist.
Warum hast du mich allein gelassen,
als ich dich am meisten brauchte?"

Da antwortete er: Mein liebes Kind,
ich liebe dich und werde dich nie allein lassen,
erst recht nicht in Nöten und Schwierigkeiten.
Dort, wo du nur eine Spur
gesehen hast,
da habe ich dich getragen."

Margaret Fishback Powers